绿色生活读物
心理健康系列

吴明霞　主　编
安晓鹏　胡　华　副主编

抛开不安，
做幸福的母亲

——孕妇常见心理困惑及自我调适

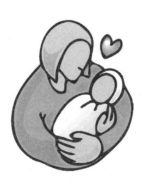

重庆大学出版社

前　言

　　生命是美好的，大多数女性都希望自己能够见证一个新生命的诞生和成长。在孕育生命的过程中，我们女性既是幸福的也是痛苦的，既是期待的也是忧虑的，种种复杂而矛盾的心情让有的女性在渴望成为母亲的同时又害怕成为母亲。

　　从结婚到怀孕生子是一个很长的过程，这期间，我们女性有很多的恐惧，我们怕无法怀孕、怕怀孕、怕身材走形、怕失去职位、怕生孩子的疼痛、怕孩子不健康、怕自己不会带、怕失去爱、怕婆媳矛盾……除了恐惧，越来越多的女性还受到产科抑郁的困扰，症状严重的孕妈妈和新妈妈还有可能会做出伤害自己和胎儿的行为。对于这些困难，我们女性需要心理的准备，也需要知识上的准备，还需要策略来应对。

　　这本书，就是献给想要怀孕、即将怀孕或已经怀孕、生产的女性的书。本书从心理学的视角，分析总结了 11 个孕产期女性常见心理困扰，涵盖了女性在怀孕前、怀孕早期、中期、生产期及产后各个时期可能出现的问题，每一章都以生动的例子引出问题，并呈现问题的表现，探讨问题产生的原因，提出多种应对方法。我们希望这本书能够为即将成为母亲或打算成为母亲的女性提供一些帮助，帮助女性对将要面临的、可能出现的问题、成因及解决方法有一定的了解，做好心理准备，安全度过孕期，更好地适应怀孕生子给生活和个人带来的变化，成为快乐的母亲。

全书根据孕期及产后女性心理困扰的内容分为四篇：万事开头难——孕前及孕早期的心理调适（共 3 个主题）、十月怀胎好辛苦——孕早期、中期的心理调适（共 3 个主题）、瓜落蒂熟不容易——孕晚期、分娩期的心理调适（共 2 个主题）以及成功生产后的不只是喜悦——产后心理调适（共 3 个主题）。一个主题为一章，共 11 章。每章包含 5 个版块：反例导入、问题行为表现、原因分析、专家支招、名言佳句。本书的最大特色是集科学性、操作性和生动性为一体。所谓科学性，是指全书的内容均依据心理学相关理论，数据来源都有依据，能够反映客观规律；所谓操作性，主要体现在行为表现这部分的实际诊断和专家支招这部分的实用方法。所谓生动性，是指本书的案例来源于孕产期女性生活现实，问题行为表现部分的内容来自对孕产期女性日常心理困扰的概括和整理，而原因分析部分尽量使用生活化的语言阐释心理学的原理，深入浅出地为孕产期女性"出谋划策"。

本书由吴明霞任主编，安晓鹏、胡华任副主编。各节初稿的撰写者有：安晓鹏、廖红梅、杨浩、李小红、赵方、李娜、李雄、王红柳、刘颖。参与工作的还有楚喆、刘琴、周雪朋、郎敏、蔡欣、郭清龙以及重庆医科大学第一附属医院的罗庆华、邱海棠、杜莲，大家都为此书提供独特的思路和角度。本书由吴明霞提出理论框架并负责修改、统稿及定稿。

本书在编写中参考借鉴了国内外许多相关书籍和文章，在此向作者们表示衷心的感谢！也特别感谢重庆大学出版社的邀约信任和耐心等待！

还要感谢我的老公和孩子，有了他们，我在怀孕生子、相夫教子的生活中实实在在地感受到了什么叫母亲、什么叫老婆，也因而对生活有了更深切的体验，自我的成长也蕴含在这个过程中。

受限于该领域现有研究成果和编者水平、时间等，本书可能存在一些问题、漏洞或者错误，我们热忱欢迎广大同行、专家学者、女性朋友不吝赐教！

编　者

2015 年 2 月 14 日

CONTENTS
目 录

第一部分 万事开头难
——孕前及孕早期的心理调适

002 第一章 直面恐惧,突破自我
——如何突破"恐孕"的屏障

012 第二章 怀孕生子,可求还是可遇?
——如何面对"不孕不育"

027 第三章 Baby or Beauty?
——如何应对孕产期外貌焦虑

第二部分 十月怀胎好辛苦
——孕早期、中期的心理调适

040 第四章 宝宝,你健康吗?
——如何减轻胎儿致畸的忧虑

050 第五章 警惕抑郁症,远离母亲杀手
——如何应对产科抑郁

064 第六章 和谐美满,共筑性福
——如何过好孕期性生活

第三部分　瓜熟蒂落不容易
——孕晚期、分娩期的心理调适

076　第七章　战胜恐惧，痛并快乐着
——如何顺利迎接腹中的小生命

090　第八章　用什么样的方式来迎接你，我的宝贝
——如何理性选择分娩方式

第四部分　成功后的不只是喜悦
——产后心理调适

102　第九章　小小婴儿，谁来抚育
——产后婴儿的抚育问题

115　第十章　夫妻携手，婆媳和顺
——如何处理产后婆媳关系

125　第十一章　寻觅双赢之道，共赏两种风景
——如何协调产后工作与育儿的关系

参考文献

第一部分

万事开头难

——孕前及孕早期的心理调适

第一章　直面恐惧，突破自我

——如何突破"恐孕"的屏障

　　小杨一直想要个孩子，但又害怕怀孕。她处于一种自责和焦虑的状态中："也许我真的很自私，我知道婆婆和老公都希望有个小孩，但我还没有做好生孩子的心理准备。我怕怀孕生孩子后身材就走形了，我怕会失去现在的工作职位，我怕生孩子的疼痛，我怕孩子生下来以后不知道怎么带……"

　　无论将生孩子当成是后半生的托付或上天赐予的礼物，还是仅仅出自爱孩子的天性，大多数女性都将生孩子列入自己的人生规划。但是怀孕时的种种不便、生孩子时撕心裂肺的疼痛、事业可能受到的冲击、抚养孩子的高额成本、养孩子的巨大责任、夫妻关系可能受到冲击……任何一点都让我们女性恐惧怀孕，对怀孕望而却步，甚至一些女性对做妈妈有强烈的抗拒心理。

恐惧怀孕的表现

在心理上，恐孕者表现出很多担心、焦虑的情绪，或者对怀孕有灾难性的想象，比如：

①担心怀孕生产后，身材走形，容貌受损；

②害怕胎儿出现意外，比如孩子畸形、流产等；

③害怕分娩的痛苦；

④担心怀孕后得不到好的照顾；

⑤担心怀孕影响身体健康；

⑥担心孩子出生后，变成"相夫教子"的黄脸婆；

⑦担心夫妻的"二人世界"被打破，夫妻争吵，感情受损；

⑧担心怀孕生子影响自己的职业和发展；

在行为上，则表现为对怀孕话题的否定或者回避，比如：

· 经常表示自己不喜欢小孩子。

· 回避谈论生育的事情。

· 以工作、经济等为由，长期避孕，甚至回避性生活。

· 表达对生养的恐慌，认为自己照顾不了小孩子，会情绪崩溃。

· 以经济条件不足为由，回避怀孕。

原因分析

1. 对夫妻关系的不认同

关于生育，有一句大俗话：爱他，就为他生个孩子。话虽浅显，有时却道出了内心的真相。女性对关系非常敏感，她们的性行为和生育都依赖于内心对关系的认可。如果妻子对丈夫缺乏足够的认可，对婚姻的质量和稳定性缺乏信心，就很难唤起和这个男人生儿育女的冲动。套用进化心理学的观点，被认可的男性，女性才愿意为他传承基因。有时这种不认可很明显，比如经常争吵，考虑离婚等，女性直接拒绝怀孕甚至性生活。有时这种不认可是无意识的。比如妻子可能依赖性比较强，丈夫更像是安全的照顾者。她们在家里是一个小孩子的角色，在两性关系中，亲情的成分占据主要位置，而爱情的部分则可能比较缺乏。这样，理智上妻子对丈夫很满意，内心却可能觉得对方不够浪漫、缺乏魅力、没有共同话题，等等。妻子自己意识不到这些，但会隐隐觉得不踏实，觉得"总要做点什么，比如为老公生个孩子"，才对得起对方的照顾。妻子在情感上并没有做好做妈妈的准备，怀孕负担了生育之外的功能，变成了"政治任务"，一时想怀孕，一时又害怕不能"完成任务"，失去老公的爱护……问题复杂化，压力随之而来。

2．对女性身份的不认同

年轻女性觉得"我还是小孩子呢，还没玩够呢，不想现在就做妈妈"，这也未尝不可。但是如果把生育和快乐生活完全对立，引发极大的焦虑，很可能有更深层的因由。女性为什么会害怕生育呢？不妨探究一下，生育对于女性，意味着什么。孕育生命，是女性所独有的生理功能，是完整的女性的身份的象征。我们在生活中，对没有生育的女性，喜欢称作"女孩子"。从心理的角度，如果说"男孩子"是不成熟的男性，那么"女孩子"是未完成的女人。通过孕育和生产，一个女孩儿成为母亲，女性的心理身份才算完成。不愿意成为母亲，很可能代表了对自己女性身份的自我否定。在生活中，她们倾向于成为两种人。一种是"永远的女孩儿"，在关系中寻求照顾，缺乏照顾孩子的心理能量，甚至担心生了孩子，小孩和自己"争宠"；另一种是成为男性化的女人。独立、强势、生硬，对女性化的部分，比如性器官和性欲望、温柔委婉、哺育照顾等都持压抑、否定的态度。这两类女性走进婚姻，面临孕育时，很容易出现对怀孕的情绪冲突。有的女性甚至可能对婚姻本身也缺乏稳定的认可。

3. 对母亲角色的不认同

那么，为什么会有女性会对自己的性别身份缺乏认可，不愿意"成为母亲"呢？女性的自我认同，受到母亲的深深影响，母亲是对女性形象和母亲形象的最有力示范。如果一位女性的母女关系充满冲突，如果女儿在母女关系中感到深深的失望，或者看到母亲在婚姻中的痛苦，就会对母亲这种角色感到厌恶；或者反过来，认同母亲对童年自己的否定，感到小孩子很讨厌。无论哪一种，都会让她们对自己成为母亲缺乏信心。

现代社会对孩子的健康成长非常关注，很多书籍都强调要做"足够好的妈妈"，对于有"心结"的女性，无疑是更大的压力，有可能进一步增加她们的自我否定。

怀孕时，孕妇既是女儿，又是"妈妈"，极易唤起早期和母亲互动中那些糟糕的感受，在现实中，也很可能和母亲的冲突增加，变得情绪冲动、失控，原来辛苦维持的家庭平衡被打破。

恐孕的女性未必会想得这样清楚，但是这些潜在的担心会让她们感到不安，似乎怀孕了，就会有很多自己不愿意的事情发生，把辛苦经营的生活搞得一团糟。这样一来，不愿意怀孕、恐惧怀孕，就具有了自我保护的意味。

专家支招

小燕结婚两年，夫妻感情不错。小燕觉得自己还没有准备好，希望能够在条件好一点的时候再要孩子，免得手忙脚乱。有一天，丈夫叹气道，等我们准备好了，可能也生不了了……小燕受到触动，她想："为什么我这么害怕做妈妈呢？"她发现对于做妈妈，自己有非常多的焦虑。小燕向已经做了妈妈的小佳请教，小佳说："怀孕之前，我也有很多顾虑，担心养孩子太麻烦，担心身材变形，担心工作受影响……但是后来我想，如果不生孩子，就一定不会发生这些事情吗？我担心生了孩子夫妻感情受到影响，我总拒绝生孩子，难道不也在影响感情吗？这样一想，就觉得坦然了。做了妈妈之后，也确实比较辛苦，甚至放弃了一些机会。但是，我的家却更幸福了，更关键的是，哺育孩子的幸福，只有做了妈妈才知道。弱小的宝宝，让我变成有力量的妈妈，变得更有韧性，更成熟了。"小佳认为，人总是要长大的，她现在觉得，小宝宝就是来帮她长大的天使。

生不生孩子，是个人选择，都无可厚非。但如果一位女性走入婚姻，考虑要孩子，又因为莫名的不安而抗拒，形成心理冲突，影响到安定的生活和夫妻情感，那就需要超越这种恐慌了。对于这样的女性，考虑下面几点，也许可以帮助我们更好地进入人生的新阶段。

1. 增加夫妻沟通，达成共识

生孩子是两个人的事情。和谐亲密的夫妻感情，会为孕育生命提供良好的家庭氛围，使妻子对生育后可能遭遇的困难更有信心。心理上的安全感会很好地降低恐孕的心理，而这需要夫妻有良好的沟通习惯。通过好的沟通，双方才有好的相互接纳。

对做妈妈有顾虑的妻子，要多同丈夫"交心"，坦陈自己的顾虑和担忧，从丈夫那里获得理解。或者至少，对于现阶段是否生孩子能有一个统一的看法。如果能够获得丈夫的充分接纳、包容，知道"欲速则不达"的道理，不急着逼迫妻子做妈妈，反而可能因此降低妻子的焦虑，深化夫妻间的爱意，促使妻子有勇气去尝试着做妈妈。

2. 心灵成长，成就"女人"

当然，也可能丈夫足够爱妻子，一直在包容、等待，但是妻子依然有比较严重的恐孕心理。这种情况，与其逼着自己迅速怀孕，增加心理压力，增大产后抑郁的风险，倒不如花些精力，有意识地在心理上自我成长，唤醒内心的母性。所谓"磨刀不误砍柴工"，在心理上"达到"了，行动上的实现也就不远了。

如果妻子的恐孕，基于母女关系受挫，妻子要有意识地提醒自己，在母亲那里没有好的体验，不代表妈妈这个角色一定就是消极的。说不定，正是因为自己有不好的体验，知道什么样的方式是孩子不喜欢的，在做了妈妈之后，反而能够更加注意，给自己的孩子一个好的亲子环境。创造这样的环境，就是孩子的福分，对妈妈来说，也是补偿自己创伤的过程。

有非常强烈的抗拒感的女性，可能很难这样思考，会体验到很大的痛苦，不妨进行专业的心理咨询，进行深度的自我成长，即使暂时不做妈妈，给自己的心灵求得纾解和整合，也是人生重要的事情。

3. 关注"做妈妈"的好处

女性害怕怀孕，往往有太多的消极联想，关注孕育对女性的积极意义，可以让我们更全面地看待"做妈妈"这件事。怀孕有很多"好处"：

怀孕的女性往往能获得更多的社会支持，能收获更多的微笑和善意，很多孕妇对此感到温暖和幸福；在身体方面，通过生产可以排出生殖系统的有害物质，完善女性的内分泌功能，降低妇科疾病的隐患，使女性更为健康；更关键的是，促进了女性人格的成熟完善。

在综艺节目《爸爸去哪儿2》中，歌星曹格感慨地说，是孩子们教着我怎么做爸爸。的确，我们熟悉怎么做小孩，怎么任性，怎么索取，却未必懂得怎么做大人，做父母，做有责任、能担当的成熟的人。正是通过生养孩子，我们补上了这一课。因为有孩子，所以我们会在很多情境要考虑怎么周全地做事，如何保护幼弱的生命，如何贴近孩子的心灵、如何付出，等等。这意味着，我们要在内心深处，和依赖的、小孩子气的部分做适度的告别。这样看来，生育既是新生命的诞生，也是妈妈人生的仪式，具有自我成长的象征意义。

4. 正视现实，锻造准妈妈的心理特点

不可否认，生活里的油盐酱醋，鸡毛蒜皮，常常并不那么好应付。养孩子也是这样。相关的研究对什么样的亲子关系最有益，有很多理性的描述，但是生活很少按照理论发展。现实中理想的妈妈和模范的孩子都非常少见，相互之间都很容易体验到失望情绪。如果考虑怀孕的时候，对这些"意外情况"有太多担心，害怕自己难以应付，那最好有意识锻造自己的心理能力，让自己具备成熟独立、能负责、能迎接困难的准妈妈心态。

因而，在孕前和孕期，都不宜过多依赖他人，自己能做的事情尽量自己做，适当做一些家务，保持适当的工作量。当女性发现，自己是可以信赖的，是能够面对和解决困难的，对于养育孩子的前景，就会有更多积极的期待。

热播的 80 后育儿电视剧《小儿难养》中，女主角简宁因为怀孕生孩子丢失了自己的职位，不得不从职员开始做起，她的生活因为有了孩子一团糟，一方面要照顾孩子，一方面又要努力工作，各种委屈和辛苦向她袭来，但是最终她找到了生活和工作的平衡，工作恢复了职位，生活步入了正轨。就像她说的一句话："我不能只允许自己嗨，也要接受自己颓，人在社会上混，最终要学习的是平衡。"

社会心理学家莫里在他的《相约星期二》书里说，经历是最残忍的老师，可我们会从中有所收获。带着成长的心态去面对生养，我们收获的，将是更多彩的人生。

名言佳句

托尔斯泰："有无责任心，将决定生活、家庭、工作、学习成功和失败。这在人与人的所有关系中也无所不及。"

詹·豪厄尔："扬帆的航船，全副武装的男人和腹部隆起的孕妇，是世上最美的三种景象。"

高尔基："世界上的一切光荣和骄傲，都来自母亲。"

第二章　怀孕生子，可求还是可遇？
——如何面对"不孕不育"

苗苗和阿峰做了产前检查后，便为优生优育"封山育林"半年，一切准备就绪，就开始实施"造人工作"。一旦有排卵的迹象，两人就进行密集而频繁的"播种"。这样折腾了大半年，苗苗的肚子也没有反应，她由急切变得急躁，常常发火，责怪阿峰的"种子"有问题。阿峰也憋了一肚子火，每次同房都是按照提高受孕概率的标准流程在进行，完全没有性的享受与愉悦，有时候觉得自己就是一台播种机器。面对苗苗的指责他毫不留情地反击："明明是你有问题，反倒来怪我了！"夫妻关系变得异常紧张。

苗苗的情况在现实生活中并不少见，现在不孕不育的程度大幅上升已经到了前所未有的地步，俨然成为一种现代病，有些地区竟超过了 20%。根据世界卫生组织（WHO）的定义，"不孕症"指育龄夫妻双方同居一年以上，有正常性生活，没有采取任何避孕措施的情况下，未能成功怀孕。"不育症"指虽能受孕但因种种原因导致流产、死胎而不能获得存活的婴儿。不孕不育症虽然不是致命的疾病，但由此引发的精神压力却会造成内心痛苦、夫妻关系紧张，更有甚者，由于"传宗接代"等传统观念的影响，还可能引发两个家庭的不和。

不孕不育者的普遍心理感受

①焦虑：急切盼望成功怀孕，精神紧张，内心焦灼，寝食难安。

②抑郁：常感到不幸和悲哀，怨天尤人，悲观失望，甚至开始否定自己的一切。

③孤立感：逃避社会活动，失去原本健康的人际交往，变得孤立、不合群。

④恐惧感：在经历治疗失败后，内心可能会产生强烈的恐惧感。害怕去医院，害怕检查，害怕开始新的治疗，害怕面对再一次的失败，面对努力无效后的无助感和绝望感，可能丧失拥有孩子的机会，甚至丧失配偶、家庭。

⑤冲动、易怒：情绪不稳定，生活中一旦触发"不孕、不育、无后"的话题，就可能激发强烈的情绪，爱发火。无法接受不

孕不育这个事实，也对别人在这方面的关心和帮助极为反感。

⑥埋怨：夫妻常常会不自觉地相互指责，导致夫妻关系紧张。

⑦自卑、内疚：女性往往会产生强烈的负罪感，认为不孕是上天对自己的惩罚，觉得对不起配偶，认为是自己的原因剥夺了对方得到孩子的权利。男性也可能因此怀疑自己的男子汉气概，失去自信，并对配偶、对父母怀有深深的负罪感、内疚感。

⑧敏感，害怕身边的人关心自己，对自己缺乏信心，对治疗、对生活都丧失了信心。

不孕不育的原因分析

近年来不孕不育症的发病率呈递增趋势，这种递增可能与晚婚、晚育、人工流产、性传播疾病、环境污染、生活习惯等因素相关，也与夫妻一方或双方生理、心理的问题密切相关。

1. 生理方面的原因

据世界卫生组织统计表明，不孕不育症中有 40% 为男方原因，50% 为女方原因，也有夫妻双方都有问题的原因。

（1）女性不孕不育的因素

①输卵管因素：输卵管疾病可占女性不孕的 25%，是不孕症最常见原因。输卵管有运送精子、捡拾卵子及将受精卵运送到宫腔的功能，任何影响输卵管功能的因素均可导致不孕。

②卵巢因素：卵巢功能紊乱可导致持续不排卵，其原因可能在于大脑和负责释放激素的腺体之间出现"通信"障碍，或者存在卵巢病变。有时，排卵异常可能与体重显著变化（减轻或增重）有关，包括体重极轻或超重。

③子宫因素：子宫先天畸形、子宫内黏膜下肌瘤可造成不孕或孕后流产；其他子宫疾病（如子宫内膜炎）可影响受精卵着床。

④宫颈因素：宫颈管先天性异常、闭锁或其他堵塞等均可影响精子通过。

⑤生殖器因素：将会阻碍从外阴至输卵管的生殖道畅通和功能，妨碍精子与卵子相遇，导致不孕。

⑥其他因素：超过 35 岁，月经不规律或停经；两次或多次流产；曾使用宫内避孕器；痛经等。

（2）男性不育的因素

男性不育因素主要是生精障碍与输精障碍。

①精液异常：如无精子或精子数过少,活力减弱,形态异常。先天发育异常会妨碍精子产生。慢性消耗性疾病，如长期营养

不良、慢性中毒（吸烟、酗酒）也可能影响精子产生。

②精子运送受阻：附睾及输精管结核可使输精管阻塞；性功能异常（阳痿、早泄）不能使精子进入女性阴道。

③免疫因素：精子、精浆在体内产生对抗自身精子的抗体可造成男性不育，射出的精子发生自身凝集而不能穿过宫颈黏液。

也可能是男女双方的免疫因素造成不孕。比如，精子、精浆或受精卵是抗原物质，被阴道及子宫内膜吸收后，通过免疫反应产生抗体物质，使精子与卵子不能结合或受精卵不能着床。

2. 心理方面的原因

大约有 15% 的不孕症找不到明确的生理原因，这其中有很大程度上是心因性的，最主要因素来自精神压力，如：

（1）生活压力

现代社会赋予女性多重角色，往往让现代女性面临更多的工作压力和家庭压力，长期处于压力和焦虑的状态，诱发应激情绪。情绪通过刺激下丘脑—垂体—卵巢轴影响内分泌环境，使神经介质如多巴胺、去甲肾上腺素等代谢紊乱，抑制促性腺激素释放激素的分泌，使排卵受到抑制，从而造成生殖功能失调。而男性在受到重大生活事件的刺激时，比如，失业或亲人去世等，造成精神压力过大，同样影响睾酮的分泌功能，抑制了精子生成。

（2）恐惧怀孕

有些女性对怀孕充满焦虑和恐惧：害怕怀孕身材走形，不能保持美好的形象；担心不能承受分娩痛苦，担心难产，害怕自己死掉；担心随孩子的出生，丈夫或其他家庭成员的注意力将从自己身上转移到孩子身上，害怕与孩子竞争来自其他家庭成员的爱；担心自己不能成为好的父母，自己童年的创伤在孩子身上重演……这些担心都可能造成精神压力。还有的女性有较严重的早年创伤经历（如受到母亲的虐待、父母亲在幼年时离世等），在无意识层面不愿意成为女性，或不愿意成为母亲，虽然她们在意识层面希望自己怀孕生产，但无意识中有股动力压抑了怀孕的意愿。

（3）夫妻关系紧张

适龄夫妻怀孕成功与否很大程度跟彼此的情绪有很大的相关，有研究表明在夫妻关系紧张的时期受孕率较低，极度的愤怒、悲伤等情绪可能造成流产。此外，有的夫妻一方或者两方对婚姻存在怀疑，担忧婚姻失败，而孩子出生后自己没有足够的能力给予孩子完整的父母之爱。因对婚姻的不确定性，引发内心对怀孕的焦虑，不孕恰好是夫妻感情有问题的一种表现。

（4）因"不孕不育"而滋生的精神压力

加重内分泌功能失调，进一步"恶化"症状，导致治疗一再失败。①通常不孕不育者都非常渴望能拥有自己的孩子，渴望证明自己具有常人的生育能力。但不孕症诊治过程漫长，也是一个希望与失望并存的过程。不仅身体上忍受药物注射、手术等疼痛，心理上还要承受检查结果和治疗失败的痛苦与绝望。②由于传统文化的影响，似乎不孕症是一件不光彩的事情。尤其在功能失调的家庭里，女性可能因不孕而受到丈夫及公婆的歧视、辱骂，增加不孕女性的家庭压力、产生消极心理，丧失治疗信心，使本来可以治愈的症状越来越严重。

3. 缺乏性生活的正确知识

某些错误的性生活习惯或行为可能造成不孕不育，比如：

（1）经期同房

农村的不孕妇女中，经期同房者相当多，他们错误地认为经期同房可提高怀孕率。其实，经期同房会刺激机体产生精子抗体，引起免疫性不育。不仅如此，还会导致感染，产生输卵管炎症或输卵管阻塞而致不孕。

（2）频繁性交

调查发现，不孕不育的人中，大约70%有性交过频史，特别是新婚期间每天性交1～2次，持续1～3个月。其心态是"百发必有一中"。但性交过频，精子供不应求，质量亦差，影响受精。同时，精子作为一种抗原物质，频繁地对女性刺激，会使妇女不断产生抗精子抗体，影响受精。

专家支招

"求子心可有，不可切。"现在成了娟子和小陈的座右铭。他们曾经为了造人，求名医、寻偏方，硝烟四起，爆发战争。生活的重心成了怀孕，小陈叹息："孩子是我们爱情的结晶，我们的爱情都没有了，怎么可能还会有结晶的出现呢？"娟子的心颤动了："'舍本逐末，忘却根本'说的不就是我们吗？"孩子这一粒希望的种子播种心间即可，秉持这样一种生活态度，小陈和娟子不再为播种而播种，他们恢复惯常的生活模式，在事业上耕耘，闲暇时看望父母、旅游运动、听歌剧看电影，生活不就是应该如此吗？

香港艺人陈百祥与黄杏秀（秀姑）从1979年结婚至今三十多年未生子，据媒体报道称秀姑透露因当年腹膜炎致卵巢含脓而不能怀孕。但二人的婚姻生活仍相当美满，陈百祥为人用情专一，秀姑一心支持陈百祥的发展。陈百祥也曾被香港媒体报道在陈志云离职时无意接棒陈志云，而专心侍奉"老板"秀姑到处旅行、打球和滑雪。

当我们计划着要孩子，却久不见肚腩鼓起时，我们需要调整心态，须知怀孕有时候可遇而不可求，放慢速度，放宽心情等待，同时采取以下方式尝试。

1. 理智就医，找到原因

传统观念认为怀孕只是女性的职责，而医学科学告诉我们，不孕不育的原因可能在于女性，也可能在于男性，或者夫妻双方。不孕不育夫妻首先需要摒弃指责一方的想法，从一开始就相互理解，共同承担责任，一同就医，这对病因的寻找和治疗的有效性都是必要的。

如果讳疾忌医，不去正规医院检查，完全相信偏方土方，这不仅可能会浪费钱财，也会延误治疗的最佳时机，或者给身体带来伤害。小张以为自己是因为经期不调而不孕，所以每次月经迟来或量少，她便按老人们说的，喝红糖生姜水，以活血化瘀。可后来经过检查，小张月经不规则以及不孕是因多囊卵巢综合征引起，此病最忌讳摄入过多碳水化合物，也就是说，小张每次喝红糖水对身体并无好处，反而导致病情加重，进入恶性循环。

事实上，"不孕"本身不是件可耻的事情，仅仅可能是身体机能不能正常运转或者是心理冲突导致的身心障碍。况且，现当代医学对"不孕不育"的检查和治疗已经相当规范和成熟，我们需要坦诚而积极地面对"不孕不育"，寻求正确的求医途径。如果是生理方面的原因，我们谨遵医嘱；如果是心理方面的原因，我们积极调试；如果确实不能怀孕，我们也需要学会接受没有后代的生活状态，努力改善和构建和谐的夫妻关系、家庭关系，提高生活的质量和幸福感。

2. 调整心态，疏导心灵

不孕不育和我们的心理状态有着直接和间接的关系，必要的心理疏导将减小压力，释怀身心，辅助怀孕。

（1）缓解压力、放松身心

压力对女性生育的影响主要表现为降低卵子质量，抑制卵子的排放，阻碍受精卵在子宫内着床，并使受精卵生长发育的荷尔蒙水平降低。缓解压力，有助于提高受孕几率。

①孤僻、闭塞，需要人际交流。交流和沟通是为了让我们的情绪能得到有效的宣泄与释放，包括我们的担心、焦虑、痛苦、委屈、恐惧，等等。为了保护我们自己，我们的伴侣应该是能给我们信任和安全感的人。主动寻求家人和朋友的交流，抒发我们的情绪，得到理解与支持；咨询专业医护人员，获得相关的知识和经验，应对不孕以及不孕引起的一系列问题。

②偏激、烦闷，需要转移心理压力。我们把注意力完全放在"不孕不育"这件事情上，容易陷入焦虑的旋涡中。可以尝试通过工作、阅读、做家务、听音乐、练瑜伽、旅行、运动或参加团体活动等自己感兴趣的事情，使自己的注意力能暂时从痛苦或压抑中转开，在其他健康、有益的活动中，舒展身心。

③紧张、焦虑，需要放松训练。通过放松训练，平衡自己紧张和焦虑的情绪，以使自己保持良好的身心状态。放松训练有呼吸放松法、肌肉放松法、想象放松法。在情绪起伏很大的时候，利用深度呼吸或腹式呼吸法，迅速调整呼吸状态，平复强烈的情绪波动。在身体感觉到紧张和疲乏时，可以采用肌肉放松法，通过让肌肉放松，达到心理上的放松。失眠紧张时，尝试想象放松法，平躺在舒服的床上，闭上双眼，想象让人轻松而惬意的意境。

（2）自我探索、自我觉察

在应对不孕的问题上，我们的应对方式与自身的身心健康有着很大的关系。如果我们能够觉察到自身的身心状态并予以相应的积极应对方式，可能对已有的焦虑、恐惧或紧张等情绪有缓解的作用，防止了情绪的二次伤害。如果我们对自身没有觉察，很有可能陷入情绪的旋涡中无法自拔。

①觉察感受、体验。感受身体的感受，体验自己在各种场景中的体验，觉察这些感受和体验的来源。例如：每天睡前，

先用呼吸放松法放松全身，然后将注意力集中在躯体感觉上，然后依次从头到脚去感觉身体的各个部位，去发现平时被我们忽视的感觉。然后，去察觉身体各个器官之间的关联。

②提升情感表述能力。能够准确地感受自身的感觉后，还需要进一步地将上面自己觉察到的感受和体验通过语言的方式向周边可利用的社会支持表述出来。通过反复地回答，"我有哪些感觉和情绪？这些感觉和情绪怎么产生的？"逐步整合自己的情绪和情感表达能力。

（3）必要时，接受专业心理治疗或咨询

不孕不育的治疗，在生理排查和治疗的同时，予以心理干预辅助治疗，或者如个人早年创伤、夫妻冲突或家庭矛盾导致的心因性不孕更需要将心理治疗放在首位，药物治疗辅助。

当我们所承受的心理压力超出我们的承受能力时，当我们自我调节无效时，当医生排除夫妻生理方面的因素时，我们都可以寻求专业的心理咨询。有研究对 27 例不孕症患者提供心理疏导，妊娠 12 例，成功率 44.4%，说明对不孕症患者进行心理治疗能缓解患者焦躁的情绪状态，提高受孕率。

心理咨询师可以从以下几个方面帮助我们：首先，尊重和保护我们的隐私，同时允许我们秘密地探讨有关性和婚姻方面的问题，为我们提供自由而受保护的空间。第二，认真倾听，给予理解和支持，消除我们对不孕症不必要的焦虑、抑郁、失望、内疚和羞耻感，帮助我们建立良好的心理状态。第三，帮助我们正确认识和接纳不孕不育这件事情，发现我们所面对的问题，明确压力来源，了解可能导致问题的因素，比如人格特征，经济和社会状况，社会支持系统，成长环境与经历等，对我们的资料和情况进行分析与评估，根据实际情况制定一套心理调整方案。

在咨询师的帮助下，我们通过对内心世界的探索，获得内省力，一方面可以更好地应对不孕不育带来的一系列衍生问题，改善夫妻关系、家庭关系，提高生活质量。另一方面，从另一个角度来认识自己，寻求不孕不育背后的焦虑和冲突，更好地了解自己，解决内心的冲突。

1. 调适家庭功能，建全支持系统

我们在接受治疗时可以考虑采取病因治疗与改善家庭功能并举的策略。首先，争取家人特别是配偶的支持和理解。有意识地主动营造良好的家庭氛围，向家人表达他们的支持和理解对于自己是多么重要。其次，通过自己和医护人员对家庭成员做好健康宣教工作，让配偶、公婆了解病情，减少猜疑。最后，邀请家人，尤其是配偶共同参与心理咨询与治疗，通过心理咨询调适家庭功能。

同时，需要把我们的社会支持系统拓展在家庭以外，比如，参与那些和我们有相同困扰的团体，在团体中得到支持，获取信心；保持和朋友的正常交往，维持正常的交际；主动和医护人员联系，及时了解病情病况……通过建立健全的支持系统，使我们从家庭成员及周围人群得到更多的支持和帮助，增加各方面的信息来源，增加正性情感的体验。

2. 经营婚姻，花开别处

"上学，工作，成家，生孩子，孩子上学……"这基本上是我们生活的主旋律。如果确诊为不孕，我们原来构建的人生路径和家庭理想将会受到冲击。

在面对不孕这一情况时，可能我们会度过这样一系列的阶段：否认（医生的检查出错了！）——愤怒（为什么就我不能有孩子？）——讨价还价（我们还可以尝试其他方式的，一定可以有的！）——接受（我不能有孩子，但是我的生活还是需要继续的）。我们很难接受自己不孕的事实，但已成事实时，那也需要直面这一事实，承认不孕是人生经历中一次严重挫折。但是，孩子不是生命的全部，只是生命的一部分，虽然是重要的一部分。夫妻双方对没法到来的孩子安排一个仪式上的哀悼，类似丧礼一样，以帮助双方接受这一事实。家庭成员，尤其是双方父母也可能会经历上面提及的哀伤过程。

"失之东隅，收之桑榆。"接受不孕的现实，体验悲痛的经历，从悲伤的心境中调整，转而经营好自己的婚姻，使自己的事业红红火火。生活中充满缺憾，人生存在的意义不仅仅可以通过养育子女获得，婚姻的幸福和谐也需要我们精心经营，事业的成就以及对社会的贡献也可以将我们的人生价值完美体现。

名言佳句

雅各布森："挫折在引发攻击之外还兼具刺激成长的作用。"

佚名："改变自己能改变的，接受自己不能改变的。"

佚名："孩子是爱情的结晶，怎么可以在没有爱情的情况下，奢侈地希望结晶的出现？"

林清玄："常想一二。"（因不如意者十之八九）

第三章　Baby or Beauty?
——如何应对孕产期外貌焦虑

　　小田曾是个身材样貌俱佳、追求时尚的白领丽人，自从怀孕后，她的体重飙升，身体变得圆滚滚的，连一件中意的外套都穿不上了。每次照镜子看到自己的"麒麟臂""大象腿""水桶腰"时，厌烦之心就油然而生。而且怀孕后老公带她出门的次数越来越少，她觉得老公一定是嫌弃自己，怕自己的形象给他丢面子。小田为此苦恼不已，有时外出看到身材姣好的女孩就嫉妒得很，又恨自己不争气不能保持身材，失去了自信，闷闷不乐。

　　小田的苦恼也是许多年轻爱美的准妈妈、新妈妈的苦恼。爱美是我们女性的天性，"理想美"的标准是除了丰乳肥臀外，身体的其他部位都尽可能地瘦。但在怀孕及产后这段独特的时期内，女性的身体会发生翻天覆地的变化，变化最多最快的就是身材，增加最多的就是体重。短短的几个月内，越来越胖，越来越远离理想美的标准，如果还用"理想美"的标准来衡量自己，时刻警惕自身与标准身材之间的差距，就会引发我们的身体羞愧感和外貌焦虑感，甚至引发产科抑郁、饮食障碍等心理障碍，也可能会让女性在与宝宝互动时产生困难。

孕产期过度关注身体形象的表现及其消极后果

1. 产科抑郁

研究发现，生育年龄的女性是抑郁的高发人群，怀孕会增加我们女性患抑郁症的风险，而这其中很重要的原因之一，就是怀孕产子所导致的身材变形带给我们的困扰。我们女性在怀孕之后，通常情况下体重和三围都会迅速暴涨；生产后，身体很难在短时间内恢复到产前水平。这一系列的因素都会导致女性在孕期及产后远离"理想美"的标准，如果不能很好地适应和调节，有些女性对自己的身体就会很不满意，严重者会引发产科抑郁。产科抑郁对女性自身和孩子都会带来严重的负面影响。

2. 盲目节食

孕期体重增长是正常现象，通常来说，女性在整个孕期体重会增长 13 kg 左右。然而，有的准妈妈过分在意自己的身材，从而在孕期通过节食的方法来控制体重。准妈妈在孕期增加的体重都是在汲取食物中的营长成分，如果长期节食，就会导致体内各种营养成分的缺失，不仅会罹患各种疾病，也会使宝宝发育不良。例如，孕期节食会限制钙质的吸收，导致母体骨质软化，宝宝也易患佝偻症；还会影响维生素的摄入，诱发多种维生素缺乏症，导致宝宝在母体子宫内发育迟缓，身体瘦弱，智力受到影响；如果准妈妈体内缺乏碳水化合物，那么宝宝心脏、肝脏的糖原供给就会严重缺乏，从而无法忍受母体临产时子宫收缩的负荷，出生后容易窒息或罹患低血压症；准妈妈因节食而导致蛋白质摄入量过低，那么宝宝就会因为缺乏蛋白质而影响脑神经细胞的发育。

3. 影响母婴互动

因为爱美，有的女性会抵触怀孕生子这件事，而当真的经历身材走样、容颜憔悴这些事情的时候，就可能会对新降生的小生命心存芥蒂，从而影响到母婴之间的正常互动。有的新妈妈还会对孩子产生逆反情绪，甚至放弃抚育自己的孩子，比较常见的现象就是拒绝母乳喂养。对宝宝来说，母亲的初乳是第一次最重要的免疫，母乳喂养不仅对孩子的生长发育好处多多，更能促进宝宝和母亲之间感情的建立和发展，但是现在却有越来越多的年轻妈妈因为担心母乳喂养会破坏自己的胸形，担心无法恢复身材而拒绝母乳喂养。调查发现：与吃初乳的孩子相比，不吃初乳的孩子往往免疫系统发育不完善，易患各种疾病。如：反复患呼吸道感染、哮喘、肺炎及各种过敏性疾病等。

原因分析

女性天生爱"美"，当经历怀孕和生产给外貌和身体带来的变化时，很多女性会出现对身体形象关注过度的情况，造成这一现象的原因主要有以下几点。

1. 社会文化对"理想美"女性身体外貌的强调

自古以来，在男权价值观的社会文化背景之下，女性似乎只有尽可能地美丽才有价值。当今时代，社会推崇的女性美强调"瘦""苗条"。大众媒体也无时无刻不在向我们宣扬女性完美的形象应该是丰胸纤腰、翘臀长腿、身材高挑、骨多肉少，等等。几乎所有的电视、电影、广告中的女主角都是年轻貌美、身材性感，似乎只有拥有完美外在形象的女性才能得到属于自己的幸福，即使是丑小鸭，也要变成美丽的天鹅才能配得上白马王子。

生活在这样的社会文化之下，为了获得社会的接纳和认可，争取更好的社会地位和生活，女性或多或少地内化了这些"理想美"的标准，主动或者被动地迎合这些标准，随时审视自身与理想美标准之间的差距，以社会推崇的难以达到的理想美为标准，要求自己尽可能地纤细苗条。

即使在孕期，很多女性也仍然摆脱不了自我物化的影响。越来越多的时尚杂志推崇和塑造了"完美孕期"的女性意象，即女性在怀孕期间除了肚子隆起外其他地方依然纤细苗条，影视作品、杂志封面、平面广告中出现的孕妇也是面容精致，身材纤瘦。社会文化对我们孕期女性外在形象的关注很容易导致我们在孕期和产后对自己的身体形象关注过高，出现对自己身体极度的不满意，从而引发消极的心理行为后果。

2. 孕产期女性自身身体的变化

孕产期女性身体的变化和特点也是导致我们对自己身体、

外貌过度关注的原因之一。调查发现，在怀孕早期和刚刚生产完这两个时间段内，女性尤其容易出现由于对身体、外貌关注程度过高而引发心理行为症状的情况。在怀孕初期阶段，我们不仅要承受早孕反应给我们身体上带来的痛苦，还要从心理上接受即将成为母亲这件事情。此时我们的身材已经开始发生变化，变得圆润起来。但是，由于怀孕时间较短，此时腹部的隆起还并不十分突出，我们会担心外界无法区分自己是怀孕了还是单纯地发胖，这就会使得我们对外貌焦虑和身体羞愧感升高。

随着孕期的发展，身体越来越臃肿，肚子上开始出现妊娠纹，有的女性脸上还会长斑，这些现象也会使得我们对自己外在形象的关注程度升高。而在生产后，由于突然失去了"我怀孕了"这个让我们可以拿来向别人解释和安慰自己发胖的正当理由，很多新妈妈在产后都会陷入由于身材走样带来的苦恼中。尤其是当我们发现产后身材恢复之路漫长而艰辛的时候，更会引发深深的失落和忧郁。

3. 某些女性自身的特点

除了社会文化和自身变化之外，某些女性自身的特点也会成为孕产期对身体外貌关注程度过高的原因。譬如说，有些女性性格过于内向、过于敏感、遇事容易抑郁焦虑、对消极或突发事件适应能力差，或者过度追求完美等，这样的女性在孕期及产后尤其容易出现对身体外在形象过度关注、身体不满意等情况。具有这些性格特点的女性原本就可能对自己的外貌形象过度介意，或者对自己要求苛刻，追求完美，又或者对外界的关注过度敏感，自我物化水平较高，因而当她们在经历怀孕生子这件事情的时候，就可能会面临更大的身体羞愧和外貌焦虑的风险。

除了性格特点之外，我们女性的职业特点也是影响孕产期身体外貌关注程度的原因之一。从事一些与"美丽""时尚"等事物相关的职业的女性，例如演员、模特、时尚杂志编辑等，她们对"理想美"标准的接触更多，更容易警惕和审查自己身材和容貌与理想标准的差距，因而在孕期也尤其容易出现对身体不满意和外貌焦虑的情况。除此之外，孕妈妈和准妈妈的一些其他特点也会导致孕产期对身体外貌关注过高，例如生育年龄过小等。

专家支招

小夏怀孕34周，正甜蜜而兴奋地准备着迎接宝宝的降生。怀孕前，她每天都化着精致的妆容，穿着得体的时装去上班。

当得知自己怀孕后，小夏心想："看来不得不暂时和'漂亮'说拜拜了"。小夏乐观开朗，她积极搜集关于怀孕的资料，请医生和营养师帮自己制订合理的饮食计划，天气好的时候去户外适量运动。虽然暂时不能穿性感摩登的时装和高跟鞋，也不能化妆，但一想到肚子里正茁壮成长的小生命，脸上就会露出为人母的幸福笑容，这让她有了别样的魅力。

1. 正确认识孕产期身体的变化及恢复

我们女性在怀孕后，由于激素、身体代谢、个人体质的影响，身体会发生一些正常变化。

首先，由于身体需要为宝宝提供营养，加上怀孕后雌激素、孕激素水平的上升，我们身体各个部位的脂肪会变厚，孕激素的影响还会导致细胞间积水增加，容易出现上身水肿的情况。一般生产后 6 个月内身材会慢慢恢复，身体的肿胀会在分娩后 5 天内消肿，孕期适当的按摩有助于减轻水肿。其次，怀孕后我们身体的新陈代谢变得旺盛，皮肤的分泌物也会增加，皮肤会随之出现各种问题，例如粗糙、长湿疹等问题，因而在怀孕期间，应用一些温和不刺激、滋润度高的护肤品。

另外，我们大多数女性在孕期都会出现色素沉积的现象，肤色会加深，皮肤会长斑，因而在孕期也要做好防晒、清洁、保养等工作，不过也不必对此过于担心，这些沉淀的色素通常会在产后一年内自行消失。

除此之外，还有一个让我们备感苦恼的问题就是妊娠纹的出现。妊娠纹是因为我们的皮肤受到了快速的牵拉，使得纤维断裂而引起的。通常出现于腹部、大腿等位置，最初是粉红色的细纹，产后会逐渐变成银灰色或白色的条纹。如果在孕期，我们能够为自己的皮肤多做按摩，并配合预防妊娠纹的产品使用，还可以多吃一些富含胶原蛋白的食品，增强皮肤弹性，这些方法都能够有效减缓妊娠纹的生长。

2. 及时察觉物化信息，避免高自我物化

我们几乎无时无刻不在接受大众媒体传播的各种信息，正是通过大众媒体，例如突出展示女性性感的部位和刻意强调男性对漂亮女性凝视的目光，我们女性内化了"理想美"的标准，并学会了用一种第三者的视角观察和评判自己，从而产生自我物化。孕期的我们，经常会看到孕婴杂志封面上光鲜明艳的孕妈妈模特，或者会看到一些为明星准妈妈拍摄的美艳动人的孕期写真，又或者是对某位产后快速瘦身成功的新妈妈的大肆褒扬，这些信息或多或少地会激发我们对自己的身体形象进行审查。如果我们女性在日常生活中能够有意识地觉察到这些会激

发我们产生自我物化的信息和情境，我们就能够有效地抵抗高自我物化给我们带来的负面影响。孕产期会让我们产生各种生理和心理上的不适，在这个时候适度打扮一下会让我们心情愉悦，但切不可过分追求媒体塑造和宣扬的"完美孕期"形象，因为只有保证自己和宝宝的健康和安全，才是这段时期里最重要的事。

3. 在孕期及产后合理规划饮食及适量运动

很多准妈妈在怀孕之后都会食欲大增，有些原本很注意合理饮食的女性朋友也会以怀孕为理由毫无节制地大吃特吃。孕期和产后女性应该增加营养，但是增加营养并不意味着多吃，而是注意合理规划饮食，均衡营养。如果在孕期体重增加过多，不仅会造成产后身材恢复的负担，也会给妈妈和宝宝带来很多危险，例如难产、妊高症、糖尿病等。因而当知道自己怀孕时起就要合理计划自己每天的饮食，在保证营养的情况下避免暴饮暴食，并尽量少食多餐。除了饮食之外，还要配合适度适量的有氧运动，控制孕期体重的增加，建议孕初期增重 1~2 kg，中期在 4 kg 左右，后期在 6 kg 左右。在产后我们也要科学坐月子，避免饮食过量、摄入热量过多等，另外母乳喂养也是快速消耗新妈妈体内热量的有效方法之一，有助于产后身材的恢复。

4. 积极调整自己作为"母亲"的心态

从怀孕那天起，我们就应该积极调整自己的心态，做好让自己成为一名母亲的准备。我们应该清楚地认识到，现在正在所发生的一切变化都是因为我们正在用自己的身体孕育一个崭新的生命。常言道，有了孩子，女人的一生才算完整。作为一名女性，美丽并不应该是我们唯一追求和向往的事物，我们还有另外一个更加伟大的理想——成为一位母亲的理想。尽管怀孕让我们暂时不能像往常那样光鲜亮丽，甚至让我们皮肤黯淡、身材臃肿，但只要我们能够调整好自己的心态，我们照样可以自信满满，母性的光辉会让我们散发出与众不同的韵味。

名言佳句

但丁："世界上有一种最美丽的声音，那便是母亲的呼唤。"

达尔文："她让我感到了美的诱惑！"

乔治·华盛顿："我的母亲是我见过的最漂亮的女人。我所有的一切都归功于我的母亲。"

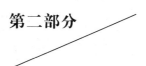

第二部分

十月怀胎好辛苦

——孕早期、中期的心理调适

第四章　宝宝，你健康吗?
——如何减轻胎儿致畸的忧虑

　　自怀孕以来，糖糖时常坐卧不安，担心宝宝会出问题。在发现怀孕的前一周，糖糖感冒吃了一包冲剂，医生说没有问题，但她还是很焦虑;6周的时候，孕检显示孕酮偏低，服用了一周黄体酮，看到网上说，人造黄体酮可能对胎儿的生殖系统有影响，糖糖好几个晚上都睡不好;前两天糖糖用甲醛测试盒检测发现家里的甲醛含量比国家安全标准高五倍，听人说甲醛会导致胎儿畸形，吓得哭了一下午。上周，进行了唐氏综合征筛查测试，结果显示正常，但和临界值比较接近，糖糖又担心得不得了。医生解释说，唐筛结果只作为参考，就算过了临界值，也未必有问题，何况在正常范围内。但是糖糖更害怕了，她想，那到底这个结果准不准确，是不是我的孩子是唐氏综合征却没有检出来啊……

　　很多孕妈妈似乎都体验过可能生下畸形儿的担忧、恐惧之情。为人母，责任重大，孕妈妈希望孩子健健康康，却无法直观地监控这个过程，因而担心宝宝，这实在是人之常情，也正是母爱的伟大之处。通常，正常的担心会随着胎儿的成长，在肚子里活动增加，检查的结果越来越明确清晰而降低。但是，一些孕妈妈长期过度担心致畸，如果这种担心没有充分的根据，却占据了心理的大部分，且难于自我缓解，那就可能起到反作用。

孕妈妈过度恐惧生出畸形儿的表现

①没来由地担心胎儿会异常，频繁要求去医院检查。

②医院检查显示正常，但依然疑虑重重。

③害怕接触与畸形儿相关的任何信息，无论是新闻或者图片。

④抑制不住地担心，不断查询导致胎儿畸形的因素以及相关的信息。

⑤后悔当初没有杜绝一切可能会致畸的因素，无休止地焦虑和紧张。

⑥经常陷入自己已经生下畸形儿的可怕想象中，不可自拔。

⑦避免与家人谈论有关畸形儿的任何话题，或者无休止地讨论这方面的话题。

⑧感到畸形似乎已经是确定无疑的事，感到悲观绝望。

⑨强烈的焦虑导致情绪不稳定，影响正常的工作、休息。

原因分析

1. 缺乏控制感

我们对未来的焦虑、恐惧，通常源于控制感的丧失。当面对未知，无法对事情的进展进行预测和调整，焦虑和恐慌就会不期而至。对未来的期待越大越多，失控感引发的不良情绪就越明显。孕育生命，对于孕妈妈来讲，正是典型的巨大期待与严重失控的碰撞，极易形成各种恐慌。十月怀胎，一朝分娩，对于未曾生育的青年女性，这种心理的压力可想而知。

从情感上，孕妈妈希望胎儿在腹中也能被"好好照顾"，期待能像观察培养液那样，通过显微镜精细的观察胎儿的变化，将一切不利因素迅速、直接消除，但这显然不可能。这种失控感让孕妈妈感到无力，似乎只能听天由命。

而医生出于谨慎，对于检查结果，又经常持含糊的反馈态度，比如"基本正常""这不代表一定会怎样"等，这样，孕妈妈的失控感可能持续上升。

如果孕妈妈生活经验单薄，对孕育知识一知半解，对致畸因素认识不足，这种情绪会更加严重。慌乱之下，孕妈妈可能完全按照自己的直观感觉，或者道听途说来判断，稍有蛛丝马迹便胡乱联系、慌乱不已。

2. 消极的自我预言

并不是所有的孕妈妈都会陷入致畸的恐慌不能自拔，这和孕妈妈的个性特点、生活经历有一定的关联。如果准妈妈在生活中缺乏安全感，个性敏感、多疑，易受周围环境的影响，那怀孕后更容易被致畸的不良情绪所扰。媒体的相关报道、其他孕妈妈的不良情绪，都可能加重她们的忧虑。这些准妈妈们为什么比其他人更加敏感呢？这可能和孕妈妈消极的自我预言有关。

孕妈妈对胎儿正常的、适度的关切，乃是人之常情，可以保护宝宝健康发育；而过度的、没有根据的担心，则可能具有象征意味。从心理学看，这很可能意味着，这位孕妈妈对自己的妈妈身份缺乏自信。如果孕妈妈幼年在亲密关系中缺乏好的体验，比如和父母关系疏离，自我价值感偏低，对成年的亲密关系就可能缺乏信心，进而引发焦虑。孕妈妈或者觉得自己做不好妈妈，或者认为自己不配有孩子，或者对夫妻的感情缺乏安全感，这样，担心孩子有问题，也许是潜意识发出的一声痛苦呼喊：我害怕在这个时候做妈妈。对于这样的准妈妈，怀孕可能激发了她们内心深处的自卑感，她们担心如果孩子有问题，就确定地证明了自己是不配拥有幸福的，而身边珍惜的人，也可能真的会因此而唾弃、遗弃自己。

3. 社会文化的影响

准妈妈对致畸的忧虑，还受到我们生活的社会环境、文化习惯的影响。诚然，任何父母都不希望自己的孩子是畸形的，但是在我国，如果生下畸形的孩子，父母和孩子都可能承受更大的压力。受发展阶段的影响，我国的医疗福利还相对有限，生下一个畸形儿，昂贵的医疗费用以及生存费用，将是一个家庭最大的经济压力来源。更麻烦的是，一些错误的观念依然影响深远，不少人对畸形儿缺乏认可和尊重，人们对他们的态度可能是可怜和同情，也可能是嘲笑、讥讽、厌恶、歧视，甚至这种不接纳的态度会扩展至畸形儿的整个家庭。在我们的传统习俗里，生下畸形儿的妈妈，是失败的、有问题的妈妈。妈妈自己心理上，也未必看得起自己的孩子，可能觉得这是很丢人的事情。于是，妈妈和孩子都感到"抬不起头来"。这种艰难的未来，是孕妈妈们如此忧虑的现实原因。如果准妈妈有家族遗传病史，或曾得过生殖系统的疾病，这种焦虑会成倍放大。

专家支招

　　梅梅在孕期经常担惊受怕，总担心宝宝会有问题。胎动少了，担心宝宝在肚子里"昏迷"，胎动多了，担心宝宝在肚子里"缺氧烦躁"……她自己惶惶不可终日，老公也苦不堪言。怀孕似乎不是一件喜事，而变成沉重的负担。这让梅梅开始反思自己。梅梅开始从科学的渠道了解孕妇的心理和保健，不再"听到风就是雨"。同时，梅梅增强了和丈夫的交流互动，坦承自己的担忧，向丈夫寻求慰藉。梅梅在心理上感到越来越踏实，也不再闷在屋子里了，经常出去散步，聊天，心情越来越开朗，对小宝宝在肚子的"作息规律"也越来越熟悉。预产期到了，梅梅顺利生下小宝宝，开心得不得了。梅梅现在觉得，生育是人类自然繁衍的过程，其实没必要那么紧张，顺其自然，也许反而是最好的。

　　怎么做，可以缓解致畸的过度忧虑呢？

1. 了解科学的生育知识，降低焦虑

　　宝宝的健康受很多因素的影响，很难人为去控制所有环节。而且，由于先天畸形种类繁多，相当多的影响因素与畸形致病

的因果关系尚未确定。父母双方的遗传基因、妈妈的身体条件、外界环境等，都会微妙地影响胎儿的发育。在怀孕前后，年轻夫妇最好尽可能多地学习优生优育的相关知识、技巧，尽可能避免不利因素。充分的准备能增加心理上的控制感，让人觉得"我已经把应该做的都做好了，应该没问题了"。

学习优生优育的途径很多，准妈妈应选择比较权威的资源，比如中国优生优育协会的网站、专业的备孕书籍、医院所举办的相关讲座、国家优生优育的宣传读物等。这样可以避免在不同途径得到的资料前后不一，莫衷一是。

2. 自我放松，缓解焦虑

初为人母的喜悦与焦虑，多少有些难于避免。孕妈妈如果因紧张而忌讳，将自己封闭在可怕的想象之中，就会给自己越来越多的消极暗示。孕妈妈最好有意识地自我放松，舒缓紧张情绪。一方面，可以和其他孕妈妈或已经生育的"过来人"交流。心理学发现，同相似处境人一起，会产生亲切感，感到更能相互理解和支持。和其他孕妈妈分享苦恼，交换经验和方法，会觉得自己并不是那么孤独，事情也显得不那么可怕。网上的不少孕妈妈社区，正是起到了这样的作用才广受青睐。这个过程里，社交范围拓展了，视野开阔了，关注的事情更全面了，压力也在不知不觉中被释放出来了。当大家互相夸赞"气色很棒""肚子很壮观"时，妈妈们通常会为自己挺起的肚子而骄傲自豪，渐渐忘记那些不必要的担忧。

此外，准妈妈们可以做一些自己喜欢的事情来转移注意力，放松心情。比如看搞笑的视频、电影，经常听听轻音乐，或者适当的户外运动，都是不错的选择。既可以放松心情，也对胎儿的发育有好处，可谓一举多得。也可以尝试呼吸放松、想象放松等相对专业的方式。网络上有不少专门的放松录音，其中一些是专门针对孕妇的，不妨一试。

3. 丈夫做好心理陪护，增加妻子的心理安全感

传统上，我们对孕妈妈的身体较为关照，家人会尽其所能提供给孕妈妈足够的营养和医疗保障，但对孕妈妈的心理陪护却往往忽视。其实，怀孕不是孕妈妈一个人的事情，是整个家庭，尤其是夫妻两人共同的大事。如果丈夫能够意识到这一点（或者妻子促使丈夫意识到），在孕期对妻子怀有足够的耐心和爱心，对妻子的情绪给予足够的包容，与怀孕的妻子在情感上保持一致，这能给孕妇带来极大的安全感，对其忧虑的心理有着根本性的缓解作用。比如，当妻子对致畸充满恐惧时，丈夫恰当的反应也许是，既不能满不在乎，也不能大惊小怪，更不能

武断责怪，而是在理解的基础上，进行耐心的、适度的回应。

丈夫可以考虑如下反应：

（1）"老婆，看到你这么担心，我很心疼你。其实我也很担心宝宝，但是也不知道能做什么。做妈妈可真辛苦啊，我会一直陪着你的。"

（2）"既然你这样担心，那我们再去问问医生吧，或者再做一下检查。"（一般来说，医生比较确定的答复会降低焦虑。这种时候，丈夫切忌不耐烦。）

（3）"既然检查结果一切正常，医生也说很好，咱们可不能自己吓自己啊。来，我来听一下，啊，胎动很活跃啊，可能刚才小家伙和咱们捉迷藏呢。"

（4）"咱们俩这么相爱，宝宝怎么会有问题呢。就算有问题也没关系，那不是你的错。什么样的宝宝，都是上帝给咱们的礼物，咱们一起好好照顾他。"

正如我们在原因分析部分已经提到的，准妈妈对致畸的忧虑，同关系丧失的恐慌有很大关系。她们担心自己会孤立无援，处境凄凉。丈夫不时给予这方面的支持和保证，当会起到不错的安抚作用。

4. 顺其自然，不过度异化

繁衍生育，是人类的本能，是大自然赋予的生命程序。胎儿自然、正常的发育和诞生，是繁衍最通常的形式。虽然现代社会的确有一些不安全因素，但如果科学的检验已经基本排除，剩下的事情也不过顺其自然而已。这才是对生命的尊重。过于紧张，近乎希望能将孕妈妈和胎儿宝宝都安放在真空中，矫枉过正，反而增加了焦虑。

比如一些孕妈妈一点不碰电脑，把手机扔得很远，把孕期过得像坐牢一样，尤恐不足，反而丧失了自然而然的心态。其实，无论做得再细致，都无法保证孩子就一定是完全健康、毫无问题的。倒不如在怀孕期间，夫妻（尤其是孕妈妈）直面自己的恐惧，认真思考这样几个问题：

如果真的生下畸形儿，会怎么样，我们能够承受吗？

我们的生活还能继续吗？

如果感情受到影响，我会怎么样？

建议青年夫妇把这种坏情况的讨论作为孕前准备的一条。其实认真想想，世上没有一劳永逸的事情。畸形宝宝确实麻烦，但正常的宝宝，也不是生出来就万事大吉。这样想想，心态平和了，可能对于致畸的忧虑，就显得不那么迫切了。

名言佳句

狄更斯：慈母的心灵早在怀孕的时候就同婴儿交织在一起了。

罗斯福：真正让我们恐惧的是恐惧本身。

第五章　警惕抑郁症，远离母亲杀手
——如何应对产科抑郁

　　2014 年 3 月 8 日这天，一名刚出生 7 天的男婴永远失去了自己的母亲。这位 28 岁的年轻母亲，趁丈夫去卫生间时从自家的窗户跳下，结束了自己的生命。据知情者透露，这位母亲疑似患上了产后抑郁症，死者丈夫也反映妻子自产后出院后就一直心情不好，还总念叨"医生在我肚子里放了什么东西"。然而家人并没有太在意她的反常，只是劝说她别多想。悲剧发生后，死者丈夫后悔不已，如果自己早一些了解关于产后抑郁的知识，就能及早发现妻子的异常并陪她到医院检查治疗，悲剧就不会发生了。

　　——摘自和讯网：http://news.hexun.com/2014-03-09/162854403.html

　　俗话说，有了孩子的女人才完整。对于我们大多数女性来说，怀孕生子是一生中重要的经历。成为一位母亲原本应该体验到幸福，然而由于种种原因，越来越多的孕妈妈和新妈妈却受到产科抑郁的困扰。

产科抑郁包括孕期抑郁和产后抑郁，时间上包括从妊娠开始到生产后一年。孕期抑郁是指在整个孕期中，女性表现出的以显著而持久的心境低落、兴趣减退、动力缺乏为主要特征的情绪障碍；产后抑郁是指女性在分娩后表现出的狂躁、易激惹、孤僻、沉寂、失眠或嗜睡、注意力涣散、厌食、易疲乏、过度自责、自卑等心理疾患症状。

调查发现：约 15% 的孕妇患有孕期抑郁症，并且这个比例呈现出逐年高速递增的趋势，而产后抑郁症的发生率约在 3.5%~37.3%。

产科抑郁不仅影响女性的身心健康，还会影响母亲和新生儿之间的互动，从而给胎儿和婴儿的身体发育、心理的发展带来不利影响，症状严重的孕妈妈和新妈妈还有可能会做出伤害自己和胎儿、婴儿的行为，诸如自残、自杀，伤及胎儿、婴儿的性命等。产科抑郁导致的后果很有可能给我们女性今后的整个生活带来灾难性的影响，因此及时有效地对产科抑郁进行预防和干预是非常重要的。

产科抑郁的表现

如果在两周的时间内，孕妈妈或新妈妈有以下四种或四种以上的表现，则可能已患有产科抑郁症：

①注意力无法集中，记忆力减退，反应迟钝；

②总是感到焦虑、迷茫，有时会对生活绝望，有自杀念头；

③出了一小点差错，就感到内疚、自责，有时感到恐惧、慌张，对以后孩子的养育问题忧心忡忡；

④脾气变得很暴躁，非常容易生气动怒；

⑤睡眠质量很差，爱做梦，醒来后仍感到疲倦；

⑥非常容易疲劳或有持续的疲劳感；

⑦不停地想吃东西或者毫无食欲；

⑧对什么都不感兴趣，懒洋洋的，总是提不起精神；

⑨持续的情绪低落，莫明其妙地想哭，情绪起伏很大，喜怒无常。

如果上述症状其中某一两项近期变得特别严重，就要高度重视。因为，处于极端状况的孕妈妈或新妈妈有可能会用自杀的方式解决问题，有的还会在产后对婴儿产生逆反心理，放弃抚育孩子甚至伤害孩子。

原因分析

1. 家族病史及个人经历

遗传因素是精神障碍的潜在因素，有精神病家族史，特别是有家族抑郁症病史的女性，在其孕期、产后产生抑郁症的比率较其他女性高，但这只是一种潜在的可能性，并非有遗传因素的女性一定会发生产科抑郁。反倒是我们女性自身的一些痛苦的经历所带来的情绪情感状态起的作用更大。这些经历包括曾经流过产，尤其是多次流产、怀孕前不久刚流过产等。有过这些经历的女性怀孕后，会非常担心胎儿的安全，为可能发生的意外担惊受怕，内心充满了失去这个千辛万苦得来的宝贝的担忧和恐惧，其精神和肉体都相对脆弱，这就增加了患抑郁症的风险。另外，曾经有经前抑郁、患过抑郁症，或患过孕期抑郁这些经历都会增加女性患产后抑郁的风险，曾经患有产后抑郁的女性再次怀孕分娩，又患产后抑郁的可能性就很大。

2. 激素水平的急剧变化

孕期及产后我们女性体内激素水平会发生急剧变化，这种不稳定的内在生理状态是引发产科抑郁的重要因素之一。激素水平的剧变会影响大脑中调节情绪的神经递质的变化，使自主神经功能不稳定，肾上腺分泌旺盛，导致心理敏感性增高，对环境中的刺激反应强烈，女性主观感觉上更容易感觉到焦虑、抑郁。这虽然是怀孕期间的正常反应，但某些孕妇会因此陷入痛苦和失望的情绪中而变得抑郁。

在分娩后，女性体内的雌激素、孕激素等在极短时间内一落千丈，怀孕期间孕妇体内水平升高的内啡肽在分娩后也骤然下降，而这种物质与我们的愉悦感有关，这些都增加了我们女性患抑郁症的风险。

曾经不孕的女性在通过服药来使自己怀孕的过程中，药物的副作用可能会导致内分泌失调，也可能由此引发情绪不稳，进而导致抑郁症状。

3. 具有某些个性特征

个性特征和生活压力也是产后抑郁发生的重要影响因素。产后抑郁多见以自我为中心、心理不成熟、过度敏感、情绪不稳定、好强求全、固执偏执、社交能力不佳、与人相处不融洽、太过于内向的性格等个性特点的女性中。具有这些个性的女性调节情绪的能力欠佳，遇到生活压力增加、需要应激的事件时就容易诱发焦虑、抑郁情绪，增加患抑郁症的风险。

怀孕和生产后的各种担忧、焦虑、紧张、恐惧会增加女性的精神压力，从而引发产科抑郁症。首先是对宝宝的担忧，包括对宝宝的健康状况、宝宝的性别、能否很好地养育宝宝以及处理各种琐事的担忧。尽管有些准妈妈知道自己这些紧张、焦虑的负面情绪会影响到宝宝的健康和发育，但越想控制就越难摆脱，久而久之就会引发抑郁症。另外，对家庭经济状况、孩子生活条件等客观环境的担忧，也会成为引发我们女性产科抑郁的因素。

分娩时的疼痛、能否顺利分娩、分娩中母子是否安全等问题，也会给我们女性造成超负荷的心理压力。刚生产后的女性情感处于脆弱阶段，我们在这时候还不能够适应母亲的角色，要承担照顾孩子繁重的家务，还要承受家人注意力从自己到孩子身上的转移，极易出现心理失衡现象，诱发抑郁情绪。

4. 担心孕产对于自身发展的影响

新妈妈还会担心怀孕生子给自身带来的影响。调查发现，城市女性产后忧郁症的发病率正在一年比一年增高。对很多现代职场女性来说，生育年龄的她们恰好处于事业发展的上升期，而小宝贝的出世会使她们经常被琐碎家务缠身，并要承担母亲责任，社交活动及工作时间不得不减少，也没时间装扮自己等，使得她们原有的生活节奏被彻底打乱，失去较好的工作或者职位，心理压力增大，从而产生抑郁情绪。另外，担心怀孕生产使自己身材走样，担心容貌改变，甚至担心妊娠纹、担心剖宫产留下的疤痕等也是导致很多年轻爱美妈妈罹患产科抑郁的原因之一。

5. 有问题的婚姻及家庭关系

孩子是夫妻二人爱情的结晶，对于我们女性来说，孕期和产后丈夫的关怀和体贴是非常重要的，如果这个时候丈夫无法陪在身边，或者丈夫不仅无法让我们感受到关心和爱护，甚至还做出一些令我们伤心的事情，又或者我们对丈夫存在过高的、不切实际的期待和幻想，这些都会使我们产生委屈、失落、烦闷的情绪，从而引发产科抑郁。

除了婚姻关系，与其他家庭成员，尤其是与母亲、婆婆的关系不睦，也会让原本就处于脆弱敏感时期的新妈妈更加觉得孤苦无依，容易爆发极端情绪，做出伤害自己和孩子的事情。

6. 缺乏孕产期的心理筛查和服务

孕期的精神健康在临产上还未受到足够的重视，抑郁筛查并未纳入常规产检内容。孕产期服务还是以保证生理过程平安为主，健康从业者可能不会把孕妇的精神健康看作自己的责任，所受的训练也使他们不具备相关的知识。这就导致，一方面，孕妇不能及时发现自己患上孕期抑郁症，不能及早进行针对性的治疗；另一方面，对于知道自己已经患上孕期抑郁症的孕妇，因为社会上的不够重视，自己也意识不到其对自身和宝宝的危害，采取不治疗的方式，会更容易诱发产后抑郁症，造成对自身和宝宝的身心健康产生不利的影响。

专家支招

小郑不久前刚做了妈妈，为了带孩子，她放弃了自己的工作。可是小郑并不甘心成为一名全职妈妈，觉得这个不该来的孩子耽误了自己的前途。渐渐地，她变得情绪低落，经常无缘无故地哭哭笑笑。所幸丈夫及时察觉到了她情绪的反常，带她去看心理医生。丈夫坚持定期陪她做心理咨询，在生活中主动承担了照顾孩子的责任，在情感上更关注她的情绪变化。在医生和家人的帮助下，加之自己的积极配合，她慢慢走出了阴霾。

如果孕前、产前没有做好充分准备，我们女性患上抑郁症的风险就大。因为，怀孕生产是一个需要适应的重大事件，一个孩子的诞生会给我们女性的一生带来永久的改变。因而在孕前和产前，我们需要积极调节自己，并调动家庭的支持力量，来帮助我们平稳地度过这个特殊的时期，顺利迎接新生命的到来。

1. 积极主动调节自己

准妈妈和新妈妈要适应母亲的角色，最重要的就是积极主动地调节自己，运用自身的力量摆脱不良情绪。

（1）提前进入母亲角色

由妻子到母亲的角色转换很重要，它不仅会影响母亲的情绪，也会影响母婴之间的互动。这样的角色转换并不是一下子就能完成的，它需要一段时间来适应，而从怀孕到生产这段时间恰恰就为我们提供了一个适应的过程。例如，在怀孕期间，我们可以通过阅读书刊、听讲座、观摩等方式，学习育儿的知识和技能，如喂奶、洗澡、换尿布、抱婴儿等；还可以了解一些儿童正常的生长发育规律、常见病痛防治及安全防范，并做好应对意外状况的心理准备；还可以与丈夫一起向医生咨询，阅读有关书刊或去孕妇学校学习，对产科抑郁症多一些了解，做好心理准备，积极应对孕期及产后容易出现的不稳定情绪。

推荐阅读：

杂志：《孕味》《母子健康》《生儿育女》《孕妈咪》，等等

网站：《孕味》杂志官方博客：http://blog.sina.com.cn/yunwei2006

　　　播种网：http://www.seedit.com/

　　　宝宝树：http://www.babytree.com/

　　　好孕妈妈：http://www.haoyunmom.com/

（2）及时释放不良情绪

掌握释放不良情绪的方法对于新妈妈应对抑郁情绪有很大的帮助作用。根据国外的经验，将有类似情况的孕妇和产妇集中在一起，互相分享各自的感受，对于缓解症状非常有用。新妈妈应该积极地寻找类似的医院或社区，或者与其他妈妈一起交流，互相聊聊自己的感受，释放出不良的情绪，这对预防和治疗产科抑郁症有一定帮助。

当然，还有其他的方式缓解情绪，例如，听一些外国古典音乐、中国民族音乐；和丈夫一起出去吃晚餐或看电影，和好朋友一起吃饭、聊天；不要勉强自己做不愿做的事；不要对自己要求过高，降低期望值；把自己的担心说出来，让别人帮助化解；装扮一下自己，让自己美丽一些等，这些方式都可以让欠佳的心理得到宣泄，调节和激发情趣，增强生活信心，从而有利于产科抑郁的预防和治疗。

（3）充分休息，保证运动

过度困乏会直接影响新妈妈的情绪，因而在怀孕和产后，

我们应尽量减少外界不必要的打扰，特别是亲朋好友的探视，以保证新妈妈有充足的时间休息。但是也不要把自己完全闭锁在家里，在保证充分休息的前提下，孕妈妈最好每天参加一些适宜的有氧运动，比如天气较好时我们可以外出散步，呼吸新鲜空气等。适量适度的运动不仅可以让我们心情开朗起来，也能帮助我们为分娩、产后照料小宝贝及身体在产后尽早康复进行体能储备，以便适应繁忙的母亲角色。产后的新妈妈也应该多做运动，最好选择自己能够尽情投入的运动。临床研究发现，瑜伽是一项通过身体练习、身心调适和意念导引进行的身心调节运动，能够缓解情绪，对产后抑郁有很好的治疗效果。

2. 调动家庭的支持力量

我们准妈妈和新妈妈在应对产科抑郁的过程中，除了积极主动的自我调节，家庭的支持力量也发挥着至关重要的作用。我们应该积极利用便利条件，主动配合或寻求家人的帮助，让自己免受或及早摆脱抑郁情绪的困扰。

（1）产前共同了解孕产知识

从怀孕开始时，我们就需要了解关于妊娠、分娩过程中会发生的身心变化、注意事项及应对措施，我们可以要求丈夫陪同我们一起学习这些知识。在学习这些知识的同时，我们自身能够逐渐适应"母亲"这一新角色，丈夫也能够更好地理解和满足我们的身心需要，从而降低产科抑郁的危险性。另外，丈夫应定期陪妻子去医院做产检，除了要检查胎儿和准妈妈的身体情况，我们还要配合专业人员对我们进行精神评估，尽早排除抑郁的不良因素，尤其是有抑郁病史、精神病家族史、妊娠并发症等情况的准妈妈更要加强保健及知识教育，采取有效的干预措施，预防产科抑郁症的发生。

（2）产时心理陪伴支持

妊娠分娩是需要夫妻双方共同完成的任务，尤其是即将分娩时，我们准妈妈的身体和情感都处于极其脆弱的时期，此时我们更应该尽可能地让丈夫陪在身边。丈夫是准妈妈情绪最有力的支持者，丈夫的陪伴照顾、关心体贴能够减轻产妇分娩时的痛苦，并有效减少抑郁情绪的产生。

除此之外，如果条件允许，我们还可以请求妈妈、婆婆等其他有生育经验的家庭成员陪伴自己度过怀孕、生产这个阶段，这样不仅能够让我们的日常生活得到更好的照顾，也能够减缓我们初为人母的慌乱和焦虑，有利于我们平稳、安全地迎接新生命的降生。

（3）产后心理疏导

产后 6 周内是产科抑郁的高发期，此时家庭成员不能只把注意力放在新生儿身上，也要关心新妈妈的身心状况，密切注意新妈妈在产后可能出现的不良情绪，及时进行心理疏导。

在家庭支持系统中，丈夫扮演着最重要的角色。新生命降生后，丈夫应尽快转变角色，学习育儿和照顾新妈妈的知识，积极主动地照顾孩子和新妈妈，并主动承担其他家务。当妻子出现情绪低落时，丈夫应多给予支持、爱护和谅解，避免争吵。

除此之外，家人还需要创造良好的环境保证新妈妈的休养，例如减少亲戚朋友不必要的打扰和探视；提醒他人避免提及一些诸如孩子的性别、抚养孩子的经济负担、产后形体的恢复等这类敏感问题，以免给新妈妈造成精神刺激。

（4）寻求专业人员帮助

在整个孕期及生产后，家人都应该警惕新妈妈出现的异常心理状态和行为，一旦发现新妈妈患上了产科抑郁，就要及时寻求专业人员的帮助，如心理治疗师等。目前针对产科抑郁的心理干预已经有一些比较成熟的治疗方法，专业的心理治疗师会根据准妈妈或新妈妈的病情诊断和具体情况采用不同的治疗方法。但不管采用哪种治疗方案，都需要我们准妈妈、新妈妈自身的积极配合。只有外力和内心同时发挥作用，我们才能够摆脱产科抑郁的困扰。

名言佳句

康克清："婴儿在母亲怀抱中哺育成长，从母亲获得最初的感情和思想……可以说精心培养儿童心灵的是妇女，是伟大的母亲。"

歌德："从母亲那里，我得到的是幸福和讲故事的快乐。"

马克·吐温："我给我母亲添了不少乱，但是我认为她对此颇为享受。"

雨果："女人固然是脆弱的，但母亲是坚强的。"

第六章　和谐美满，共筑性福
——如何过好孕期性生活

怀孕四个月的小谢最近很是苦恼，前三个月里，每当丈夫有意无意地表示想与自己同房的意愿，她都拒绝了。不是自己不想，而是为了肚子里孩子的健康。但最近丈夫显得特别烦躁，时常抱怨自己不与他进行性生活，小谢觉得很委屈，自己为了孩子能够平平安安地出世付出了那么多，忍受了那么多，结果却是丈夫的不理解，偶尔地，脑子甚至有放弃孩子的念头飘过……

性生活是夫妻生活中很重要的部分。性生活指为了满足自己性需要的固定或不固定的性接触，包括拥抱、接吻、爱抚、性交等，性生活不仅仅意味着性交。怀孕之前，夫妻恩爱，怀孕之后，性生活的方式和频率难免要打折扣。太平洋亲子网曾进行"孕期性生活满意度"调查，结果显示，80%的准妈妈曾做过或经常做性梦，45%的准妈妈孕期性欲望下降，80%的准妈妈性生活次数比孕前减少，近半准妈妈孕期性生活感受变差……这多少会对孕期的夫妻相处产生一些影响。有的夫妻提前准备比较充分，因而能较有方法地适应变化。对另一些夫妻来说，性生活和亲密互动的变化，就会带来不适应，感到无所适从，或者因为反差太大，双方的情绪受到影响，又不知如何对待孕期的性生活才是最恰当的。如果处理不好，会对夫妻关系、家庭氛围造成损伤。

女性孕期性生活的困惑

①担心孕期性生活不安全，影响胎儿健康。

②性欲望波动起伏，夫妻性生活匹配度低，彼此感到无所适从。有时孕妇对性生活没有兴趣，但丈夫有需求，或者相反，孕妇性的需求旺盛，但丈夫回避，影响关系。

③性生活质量下降。随着孕妇身材变化，原来的性爱方式不能带来好的体验，找不到适合的孕期性爱方式。

④性生活引起腹胀、疼痛、子宫收缩等不适感，对性生活不满，或视为畏途。

⑤有性需求，但认为孕期性生活是不应该、不道德的。

⑥不知道何种性爱方式是安全、卫生、无害的。

原因分析

我们女性处于孕期是感性的，更是脆弱的，需要伴侣温柔以待，不时关心呵护。怀孕期间能否进行性生活呢？一般认为，恰当的性生活有利于夫妻关系的和谐，对宝宝的发育也没有负面影响。孕期性生活成为夫妻间的"大问题"，可能兼有生理和心理方面的缘故。

1. 孕期生理变化增加了性生活的困难

在怀孕期间，我们女性的性激素大量增加，使孕妇的头发变得更有光泽，皮肤更加红润有弹性，同时孕妇全身的血流量也会增加，使乳房、乳头和生殖器更加敏感，阴道分泌物增多，容易导致性反应增强。但在怀孕初期，丈夫出于"保胎"的考虑，可能比妻子更希望节制性爱。电视剧《双面胶》中有一幕，海清饰演的妻子怀孕后要求"爱爱"，丈夫为了宝宝安全拒绝了，就是这种情况很形象的体现。而后，随着妊娠反应逐渐强烈，腹部一天天变大，性交也会越来越不方便，孕妇的注意力更多被胎儿的变化所占据，性生活的愿望一般会减弱，但此时丈夫的性要求可能相对旺盛。

上面的分析只是大致而言，其实在整个孕期阶段，我们女性的性欲望都是起伏不定的，并受到很多因素的影响，没有一定之规，女性因之烦躁不安，并影响到性的需要和感受。一旦夫妻出现在性需求上的不一致，如果沟通协调不畅，性的争执可能会制造紧张气氛，影响孕期的生活质量。

2. 性生活成为角色竞争的体现，使问题复杂化

生理变化引起的性欲起伏，一般在可以理解的范围之内。但若性欲的强弱显得特别极端，我们在心理上寻找原因，可能更为恰当。有时候，夫妻中一方过于需求性，是下意识地保护自己在家庭中的地位，和肚子里的小宝宝在做潜在竞争。这听起来似乎有点奇幻，不过也不难理解。比如一位准妈妈可能一方面很在意宝宝的情况，另一方面也会向丈夫撒娇道，"自从怀孕，你就不爱我了，也不愿意和我亲热"。如果丈夫辩解说，我是为了宝宝的安全，妻子则可能会说，"医学已经证实孕期亲密没有关系，你还不愿意，你要宝宝，不要我了，只是把我当作生孩子的工具吧……"加之不少男士在妻子孕期出轨，频频见诸报端，难免引发孕妇的不安全感，增加了孕妇在性方面的纠结心态。反过来，丈夫要求性，而妻子拒绝，性质也差不多。宝宝尚未出生，但是父母已经隐隐感到自己的重要性面临挑战，会在言语行为上有意无意地引申出竞争的意味。

3. 受传统文化影响，夫妻双方可能认为孕期的性欲是"不正经"的，因而回避

这个思想有两个来源，一是传统的中医认为孕期不宜有性行为，对孩子会有伤害，是不够自制的行为。但实际上，现代医学发现孕期适宜的性生活对孩子的健康是无妨的。第二个来源可以称之为"对旁观者和乱伦的禁忌"，这个观点听起来很奇怪，但想一想也可以理解。性本来是很私密的事，但当肚子里有小宝宝也在场，甚至参与其中，那性质就大不一样，仅仅这样想象一下，就可能让人产生尴尬、不安全，或者不道德的感觉。

有一则笑话很能体现此类隐秘心态："在妻子怀孕9个月的时候，丈夫忍不住和妻子同房，但是未戴避孕套。几周后孩子出生，一生下来，孩子就用手指戳爸爸的额头，说，这样戳你，你疼不疼，又吐唾沫在爸爸脸上，说，这样吐你，你脏不脏？"……如果夫妻在性爱时，假设有孩子"在场观看"，那的确不容易有享受的心态。

对于某些男性来说，可能有另外一种不适。当妻子成为孕妇，即由性感的异性转为孕育的母亲。在很多文化中，母亲是神圣感的、包容的、无性欲的。想象与美女做爱很容易，想象与"母亲"做爱则很难，可能引发心理上的不洁感。受此影响，

和孕期的妻子做爱，一些男士会感到不舒服，甚至可能认为有性欲的孕妇是淫秽的。这也是很多男性依赖妻子却又出轨的原因之一。

专家支招

小华和老公很相爱，情感和性的交流都很和谐。怀孕后，两人对爱的结晶的到来倍感欢欣，为了宝宝的健康，决定暂停性生活，但很快双方都感到不适应，缺乏了原来的亲密互动，情感上似乎也随之疏远了，小华有时候会觉得小宝宝的到来还真是挺讨厌，夫妻两人时常感到郁闷。后来，两人了解了孕期保健的相关知识，才知道性生活是可以量力而行的，只是方式上需要新的探索和调整。渐渐地，两人感到原来的甜蜜又回来了，而且还开发出新的性的情趣。孕妈妈的好心情，也感染到肚子里宝宝，胎儿的发育和胎动都很健康，小华也对"做妈妈"这件事，有了更多的期待。

1. 正确认识孕期性生活

了解孕期性生理的规律，是完善孕期性生活的第一步。在怀孕期间，女性依然可以通过丰富适当的性接触，满足自己的性需要。

在怀孕一至三个月时，一方面由于胎盘尚未发育成熟，胎盘与子宫壁的连接还不紧密，另一方面孕激素分泌不足，不能给予胚胎强有力的维护，所以此时不宜进行性交，避免造成流产。但是，这时给妻子一个温暖安全的拥抱，一个绵长深情的亲吻，一个轻柔体贴的爱抚，也是"性生活"的一部分，能让女性感到舒适，获得部分的性快乐，并减少她们对怀孕的不安。

到了孕中期，即怀孕四至六七个月时，胎盘已形成，妊娠较稳定，早孕反应也过去了，性欲相对增加，可以适度地进行性生活。据国内外的研究表明，孕期夫妻感情和睦恩爱，孕妇心情愉悦，能有效促进胎儿的生长和发育。

临产前的最后三个月，孕妇腹部明显膨隆，体型和体重发生明显变化，身体笨重，腰背酸痛，性欲减退，子宫敏感性增加，任何外来刺激，即使是轻度冲击都容易引起子宫收缩，引发早产，此时为了孕妇和胎儿的安全应禁止进行性生活。尤其是孕36周后，此时胎儿开始下降，性生活易使宫口张开，引发细菌感染，造成胎膜早破、早产和宫内感染。此时夫妻可以像孕早期那样进行除了性交之外的一些性行为，这样临产的女性会得到身体和精神的慰藉，消除临盆的不安与焦虑，同时构建和谐的夫妻关系。

2. 性生活的体位选择

虽然在怀孕期间某个阶段可以进行适当的性生活，但是由于孕妇的身体比较敏感脆弱，所以采取什么样的性生活对保护女性和胎儿就十分重要了。妊娠期间性交姿势的选择应以女性舒适且腹部不承受挤压为原则，可在以下几种姿势中进行选择：

（1）女性跪卧后入式

采用这种姿势要注意男性上身体重应由自己腿部支承，不可过分前倾，动作宜小，以防女方腹部受压。此式可防止阴茎插入过深，强烈刺激子宫及移动胎位。

（2）女性半仰卧侧入式

男女双方同向侧卧，女前男后，俱向后斜倚，女方双腿分开，男性双腿置于女方双腿间行房事。此式中，女半卧于男上，腹部无受压危险，且因体位特点，阴茎插入阴道的深度较浅，故适宜妊娠期采用。

（3）双立位后入式

女方站立，上身前倾，双手扶支承物，两腿分开，臀部举起，男性立于其后交接。此式亦无压迫女腹之嫌，可控制阴茎插入过深之特点。

（4）女卧男跪前入式

女仰卧、男跪立与之阴交接。此式要求男方上体始终保持较直，不可过于前倾，且男体重支撑点不离开腿部，否则会压迫女性腹部及阴茎插入过深，导致流产。

3. 坦诚沟通，相互体谅

上面的两个策略，前提是夫妻双方对于孕期性生活在态度上较为一致。如果有比较大的分歧，夫妻间的沟通和谅解就很重要了。人类的性是表达情感的特别方式，受到社会和文化的影响，不仅仅是生理需求的简单呈现。如果夫妻中的其中一方，确实在孕期对性生活有特别的不适，无论是心理还是生理的，都应该充分尊重、呵护，而不是将此作为对方冷落自己的证据，或者求全责备，勉强对方，这样会留下不好的性体验，伤害夫妻的情感。

比如其中一方很反感孕期性交，这也是完全可以理解的一种态度，通过交流能够改善当然挺好，如果不能够，也不能说那个人就是有问题的。这时，有性需求的那一方，可以和配偶讨论替代的方式，比如亲吻、抚摸、生殖器的轻轻接触、口交、使用性情趣用品做替代，等等，既让自己得到满足，也体谅了对方。曾有新闻报道，某妻子怀孕后毫无性趣，遂买情趣娃娃给丈夫，不失为一种相处的智慧。

对于丈夫而言，在妻子孕期的性生活方面，可以注意下面的一些建议：

①温柔、有耐心、体谅；

②关心体谅妻子，尊重妻子，严禁强行性交；

③体贴妻子怀孕时所产生的心理及身体的不舒服；

④在不能进行性交的怀孕阶段可以选择其他的性行为方式；

⑤和妻子一起感受生命的喜悦，增加夫妻双方的和睦；

⑥享受性生活时，尽可能不要将身体的重量压在妻子的腹部和乳房上；

⑦多利用枕头让妻子舒服，同时尽可能与妻子的身体曲线保持垂直；

⑧享受性生活时，可多花些时间尝试找出最舒服的方法；

⑨前戏对于性生活十分重要，性交前的密切接触阶段，丈夫可以抚摸刺激阴蒂、阴唇，但不要将手指伸入阴道，以免损伤阴道，造成细菌感染；

⑩孕期阴道分泌物增多，抵抗力下降，性交前，夫妻双方应清洁外阴，保持卫生；

⑪注意性交姿势，防止腹部受压，应避免的姿势有屈曲体位、骑乘体位和肘膝体位；

⑫妊娠32周后则应禁止性生活；

⑬性交时间、强度要适当，动作要和缓，避免过强刺激，

持续时间相应缩短。

概而言之，孕期适当的性生活，对夫妻关系和胎儿健康都有良好的影响。性生活的丰富程度，是人类创造力和生活情趣的体现，发挥你的想象力，孕期也可以"性福"美满，顺利度过怀孕生产的过程。

名人名言

只有在男人的眼睛能够比他所能理解的更加迷人的时候，女人才能表现得更美丽。——多丽丝·戴

爱是答案，但是在人们等待这个答案的时候，性已经提出了许多很棒的问题。——伍迪·艾伦

吻是自然最棒的花招，当语言变得多余的时候阻止人们再交谈。——英格丽·褒曼

第三部分

瓜熟蒂落不容易

——孕晚期、分娩期的心理调适

第七章　战胜恐惧，痛并快乐着
——如何顺利迎接腹中的小生命

　　小林脑海里一次次闪过电视里女人生孩子那种惊心动魄的场面，担心、害怕、紧张、恐惧弥漫在她周身。一阵阵的疼痛让她的每根神经都绷得紧紧的，汗珠从额头上冒出来。尽管护士告诉她："生小孩是一个生理过程，要经历一段时间的疼痛，但一般人都能忍受，不要太紧张，你一定要有信心，现在我们来做深呼吸。"但此时的小林一点儿也听不进去，她不停地带着哭腔痛苦地呻吟，丈夫和家人听到哭喊声更是乱成一团，个个急得像热锅上的蚂蚁。时间一分一秒地过去，紧张、担心、恐惧的气氛弥漫了整个产房内外，对小林和她的家人来说，时间是那么的漫长难熬。

　　十月怀胎，瓜熟蒂落，分娩的时刻来临了。分娩本是妇女特有的生理过程，是女性天生具有的能力，所以分娩并不可怕。当然分娩时子宫收缩会引起阵痛，这是自然现象，与疾病、受伤引起的疼痛有本质上的区别。但是许多人对于分娩的过程缺乏科学的了解，很难想象出这么大的一个婴儿是怎么生下来的。在那"一朝分娩"的关键时刻，产妇的紧张情绪极易达到高峰。多数产妇由于没有经验，在孕期耳濡目染了许多关于分娩阵痛的痛苦及难挨的传闻，对分娩产生了过度的惧怕和紧张心理，可能会影响到产程进展，延长分娩时间甚至造成难产。

产妇惧怕和紧张的表现

面临分娩，产妇的惧怕和紧张心理，概括起来主要有以下几种表现：

①害怕阵痛时自己失去控制而失态；

②害怕暴露身体而不积极配合医护人员；

③担心分娩不顺利，害怕手术，害怕分娩时的宫缩阵痛，害怕受二遍罪；

④害怕陌生的分娩环境，害怕周围产妇的呻吟或嚎叫，害怕医务人员的冷漠面孔或语言刺激；

⑤为胎儿性别烦恼，害怕生女孩，受到家属的冷遇；

⑥担心分娩后遗症，担心胎儿不能存活，担心产后无人照顾及经济费用等。

以上种种顾虑，都加重了产妇的惧怕和紧张情绪，致使她们不配合医护人员，烦躁不安，在阵痛时产生更强烈的反应，从而干扰中枢神经系统的正常功能影响到子宫收缩，造成子宫收缩乏力或不协调宫缩，使产程进展延缓或停滞，造成难产。

原因分析

1. 对分娩过程的不可掌控感

虽然我们都知道分娩是一个自然过程，但对于绝大多数初产妇来说，这个自然过程既是未知的疼痛体验过程，又是未知的突发事件处理过程。

过去，各项技术还不够发达，很多时候只能"听天由命"，人自然会有种无助、弱小的感觉。然而如今大多时候，人们都能用科学的、可以掌控的方法来面对处理一系列事件，自信度和掌控感相比过去有了很大的提高。可是面对分娩过程，人们至今还没有百分百保证成功的能力。面临分娩，初产妇容易产生这样的意识：将是"自然的不可抗力"左右自己。这就是一种不可掌控感，且这种突然间失控的感觉，对比过去会更显强烈，以至于"惶惶不可终日"，对产妇的精神和身体产生极大的负担。

2. 某些医护人员的职业冷漠

产妇作为一个特殊的群体，不仅要承受分娩本身造成的痛苦，而且还要承受一些未知的压力，这个时候的她们很脆弱，更渴望医护人员能真诚地关爱自己。一个微笑、一个关爱的眼神、一句关心体贴的话，就可以让她们感到无限温暖，增强战胜分娩阵痛的信心与勇气；而医护人员的冷漠或不负责任，却可能会加剧产妇的紧张和惧怕感，甚至对自然分娩失去信心。

对于产科医生来说，他们长时间面对那些"大呼小叫"的产妇，已经是司空见惯，久而久之，某些医护人员可能失去耐心，形成职业冷漠。听到产妇的呻吟或喊叫声，可能会是不屑一顾的表情，甚至可能说"喊什么喊，生孩子哪有不疼的""怕疼怎么生孩子"等之类的语言刺激产妇，这无形中增加了产妇的紧张和惧怕感。

3. 无形中形成的认知错觉和对疼痛夸张

很多人在怀孕之前，一般都不会刻意地了解相关的孕育和分娩知识，而往往日常生活中最为"直观的"相关知识就是来自电视剧、书籍的分娩情节。剧集里，产妇叫得撕心裂肺，更重要的是，剧情常常安排不是宝宝死了就是产妇死了，几乎都是难产。

事实上，电视剧或书籍里这种清一色的分娩情节，都是因为剧情需要才描写的，与现实无关。然而由于看到的人仅从此处获得信息，容易产生"可得性偏差"，以为这就是全部。还有"证实偏差"，当人们已经确立某种观点或信念的时候，往往会去寻找更多的支持这种信念的证据，于是大家都会发现："啊，原来她也是难产，她的朋友也是难产。"这些都使得她们在意识中夸大了分娩的疼痛和危险性，更相信难产的可能性是如此之大，于是无形中加大了分娩的紧张和恐惧感。

4. 不懂得任何分娩技巧

随着计划生育的推进和观念的转变，目前大多数妈妈只有一次生产经历，对于即将面临分娩的她们来说，没什么切身经验可谈。人的惧怕和紧张大多是由于缺乏科学知识和胡思乱想而引起的。有学者说："愚笨和不安定产生惧怕，知识和保障却拒绝惧怕。"也有学者进一步指出"知识完全的时候，一切惧怕，将统统消失"。所以，产妇若是不懂得任何分娩技巧，也会加剧分娩的紧张和惧怕感。

5.对宝宝本身的恐惧

因为各种原因，有些产妇担心宝宝的出生会打乱原先的生活节奏，影响自己，而有些人可能是在没有准备好的情况下怀孕的，伴随着预产期越来越近，这种恐惧和焦虑也越来越严重，但是到了这个时刻，已经不能再后悔了，或者周围的环境、亲友也使得她们不能把这种"不想生孩子"的想法表露出来，因此一方面她们恐惧，另一方面又要压抑恐惧，于是会启动一种无意识的防御机制："希望出状况"，产生一种自己会难产的感觉。这种感觉往往加剧了产妇的紧张和惧怕感，严重的可能造成心理性难产。

专家支招

"离预产期还有十多天的时候，我渴望见到宝宝的心情越来越迫切，或许是看了好多相关的书，也或许是激动的心情，我一点也不害怕。"小唐如是说。后来，随着宫缩时间的缩短，小唐住进了医院，检查的结果是比较符合顺产条件，这更加增强了她迎接宝宝的信心。终于，经历了十几个小时的宫缩把宝宝从子宫推到了产道。小唐事后说，在这个宫缩的期间，她没有被动地等待，而是根据已经掌握的相关知识并结合医生的建议，不断地进行着深呼吸，积极的心理暗示，不喊叫，保存体力，最终顺利迎来了期待中的小宝宝。没有害怕，没有恐惧，有的是对阵痛的忍耐和对宝宝的积极期待，还有按照医生的指示去做，小唐始终坚信着宝宝会和妈妈一起努力迎接胜利。

分娩的疼痛是正常的，也是必需的，没有分娩时妈妈的疼痛，一个聪明健康的宝宝就不可能降生！用积极的心态对待分娩的疼痛，树立起分娩的信心，不仅可以缓解分娩时宫缩的痛感，而且会加快分娩过程，大大降低难产的几率。

1. 了解分娩疼痛的意义

大多数情况体验到疼痛，是人受到伤害刺激，是作用到机体引起不愉快的主观意念，所以，人的疼痛总是伴随精神感知和情绪反应。因此，长期以来人们也对分娩疼痛存在着误解和害怕。如果没有能恰当地理解分娩过程中的疼痛经历，反而会潜在地增加产妇的焦虑程度，从而更强烈地感受到宫缩带来的阵痛。

女人生孩子，究竟有多痛？一个人有一种感觉，十个人就有十种感觉，每人的疼痛感因人而异，人的敏感和反应程度不

同。但分娩时的疼痛和病变没有任何关系，这种疼痛表明身体
在正常工作——宫缩正在进行。产妇子宫的收缩力必然带来疼
痛感，正是需要这种"一开一合的力量"推动宝宝进入产道，
为宝宝打开出世的径线。顺利分娩的过程就是产妇的产力（宫
缩力）、产道与宝宝身体的径线相互适应的过程。既然是相互
适应就需要一定的时间，一定时间的疼痛也是必需的，只有经
过疼痛，才能把妈妈产道的大门慢慢"打开"，让宝宝顺利通过。
所以说，分娩时的疼痛功不可没，正是这种疼痛推动着小宝宝
来到了世间，正是这种疼痛在默默地为人类的健康和素质的提
高作着贡献。

2. 为顺利分娩早做准备

在孕期乃至升级为新妈妈，都需要不断地学习，做到有知、
有力、有信念，未雨绸缪，定会消除紧张和恐惧不安等不良情绪。

用科学的知识武装头脑，尤其是产前，充分了解分娩过程
及其相关知识可以缓解紧张和恐惧。所以，在怀孕期间，要有
意识地去学习一些比较科学的分娩知识，切不可以道听途说。
为什么说"十月怀胎，瓜熟蒂落"呢？因为经过十个月的孕育，
大概在受精 266 天，母体内的多种激素释放自然导致分娩过程
的开始，其中由母亲的垂体释放的催产素是一种关键的激素，

当它积累到一定浓度时，母亲的子宫就开始间歇性宫缩。宫缩的增加，促使婴儿的头部顶向子宫颈。当收缩力量足够强大的时候，就能把婴儿慢慢推入产道，然后婴儿慢慢滑过产道，最后进入外面的世界。这个过程一般分为三个阶段：第一阶段，宫缩约每8~10分钟一次，每次持续30秒，随着分娩过程的推进，宫缩越来越频繁，每次宫缩持续的时间也会延长。直到子宫颈完全打开，扩张到大概10厘米，足够让宝宝的头部通过为止，这个过程一般会持续16~24个小时。第二个阶段大约需要90分钟，在此阶段，每一次宫缩宝宝的头部就离母体远一步，直到完全离开母体。最后，婴儿的脐带和胎盘从母体娩出，这就是分娩的第三个阶段，大约需要几分钟时间。

孕期的身体准备不容忽视。首先，孕期营养要合理，适当保持相对理想的体重，可以降低生产巨大儿的几率。其次，适当学习一些特定的伸展类运动，掌握一套孕妇操，这不仅可以帮助孕妇增加活动量，而且能增加孕妇的骨盆宽度，增强孕妇的肌肉锻炼。此外，在分娩前掌握正确的分娩姿势、呼吸方法，可以帮助减少分娩风险、减轻分娩痛苦、促进顺利分娩。

孕期的心理准备也要跟上。人感觉到疼痛是大脑皮层中枢神经的作用，产妇的精神状态和产痛有很大的关系。如果思想上对分娩怀着紧张、恐惧的心理，会无意识地产生一种回避疼痛的心理，从而降低忍耐力，感受到的疼痛就会更加厉害；而若是有充分的心理准备，认为自己很坚强，即使真的很痛也不能表现出来，这种态度会相应地提高对疼痛的忍耐力。因此，对于必将到来的分娩时刻，产妇要坦然面对，树立分娩的信心。要相信自己和宝宝，保持平静的心态来迎接分娩的到来，保持期待的心态来等待宫缩的进行。

3. 切实把握一些分娩技巧

首先，要掌握放松技巧。①呼吸放松。专心的呼吸可转移对疼痛的注意力，并且可使氧气与二氧化碳浓度在体内保持平衡，使宫缩更加有效。当阵痛发生时，你只要去感受最舒服的方式，然后有规律地进行。②想象放松。分娩时积极的想象可以大大加强放松效果。想象当你呼气时，疼痛通过你的嘴离开你的身体；想象你的子宫颈变得柔软而有弹性，这样有利于分娩的顺利进行，缓解痛感。③按摩放松。触摸与按摩可以缓解疼痛，身心舒爽。它们是通过加大放松和减少焦虑来消除疼痛的。在分娩过程中，所需要的按摩方式将会不断地发生变化。分娩的初期需要轻柔的指尖触摸，分娩的中晚期，有力的挤压或按摩、负压、冷敷以及热敷都会使疼痛的信号在通往大脑的传递途中受到抑制或削弱。④触摸放松。这种方式需要丈夫或陪产人员的配合，他应当能够确定你身体正在用力的部位，并且触摸这一紧张区域，使你的注意力集中在那儿。⑤音乐放松。音乐可以缓解焦虑，降低心率、血压和呼吸频率，减少去甲肾上腺素的释放，所有这一切都有助于加速分娩的进程。

其次，注意了解一些缓解阵痛的方法。比如，阵痛时采取侧卧，张口作腹式深呼吸，尽量放松腹部肌肉，并使全身肌肉松弛；当阵痛加强时，除侧卧腹式呼吸外，还要使呼气及吸气短促快速如抽噎，这样可以减轻痛楚；生产第二阶段医生要求用力以帮助胎儿娩出时，立即深呼吸两三次后闭气，抓住握杆加压于腹部；阵痛过后，松弛全身肌肉稍做休息，并张口像喘气一般用口呼吸。这些呼吸方法，平日可多加练习，把握呼吸和肌肉活动之要领，将会帮助减轻分娩的疼痛。

4. 从心理上祛除难产恐惧

首先要知道难产发生的原因，包括产道异常性难产、产力异常性难产和胎儿及其附属物异常性难产。其中，产力异常性难产最常见，是可变因素，可以通过产妇和医务人员密切配合改变，经过正确处理，可变难产为顺产。产力异常的主要原因之一是神经源性，指产妇极其紧张，对疼痛不能耐受，情绪不好等影响子宫收缩，多是心理因素导致。

其次通过检查了解自身和腹中胎儿的情况下，坚定顺产信心。认为自己会难产的人往往在潜意识里刚好想的就是"希望出状况"，这就是心理学中称为"反向生成"的一种无意识的防御机制，而这种防御机制恰恰会影响到产程的进行。所以，在临产之前，不要胡思乱想，总是把自己和难产挂钩。现代的医疗技术这么发达，即使在分娩过程中出现不可预知的状况，医护人员一般也能及时妥善地处理。

5. 丈夫和其他家人坚强的后备支持

临产前期，丈夫和其他家人做好后备支持对产妇的顺利分娩很重要，这里的后备支持既包括物质上的，也包括心理上的。

物质上的支持主要包括：临近分娩，丈夫尽量少外出，家里面一定要有亲近的家人陪伴孕妇，给孕妇更多的关怀和爱护。同时，准备好分娩时所需的物品。把孕期陆续准备的分娩所需物品进行整理，归置到一起，放在家庭成员都知道的地方。这些物品包括产妇的证件：医疗证（包括孕妇联系卡）、挂号证、医保卡或公费医疗证；产妇的用品：面盆、脚盆、牙膏、牙刷、大小毛巾、卫生棉、卫生纸、内衣、内裤等；婴儿的用品：内衣、外套、包布、尿布、小毛巾、围嘴、垫被、小被头、婴儿香皂、扑粉等均应准备齐全。尤其出院抱婴儿的用品必须事先包好，做好记号。还要适当准备一些分娩时需吃的点心、巧克力等食品。这些物品妥当的准备，可以减少产妇的后顾之忧，保持较好的心态。

心理上的支持包括：丈夫和其他家人无论是在外等候，还是在身边陪产，听到产妇痛苦的呻吟声或者看到产妇痛苦的表情，尤其是丈夫和妈妈，都难免心疼，甚至为了亲爱的人少遭罪而动摇顺产的决心。这时，惊慌、失去理智或"乱折腾"都是大忌，家人及亲朋也不可胡乱参谋。既然符合分娩条件，家人一定要鼓励产妇坚持，在产妇体验着宫缩带来的痛苦时，尤其是丈夫的鼓励和巨大支持，对于推进产程发挥着巨大作用。捷克、法国、西班牙、波兰等国家妇产科学家的研究表明：产妇分娩时丈夫亲临现场，对痛苦异常的妻子给予心理安慰和帮助，这样会大大地增加妻子分娩的力量，使婴儿更快产出。据统计：初产妇分娩的时间可由 10~12 小时缩短至 7.3 小时；经产妇分娩的时间可由 6~8 小时缩短至 5.2 小时。如今，国内有些医院允许丈夫全程陪产，如果有这样的条件，丈夫一定要在场。丈夫在一旁抚慰侍奉，宛如一种巨大的力量，可起到缩短产程、缓解妻子痛苦、间接推动孩子出生的作用。

6. 产妇在分娩过程中尽量配合医生

产科医生毕竟掌握了较多的分娩经验，所以在分娩前和分娩过程中，孕妇要多与医生交流。尤其是在分娩过程中，产妇要保持平和的心境，与医生合作并进行必要的助产练习，如深呼吸、腹部按摩等。在这期间，不管医护人员用什么样的语气说出指令或者要求时，产妇都不能有抵触心理，要注意听从医护人员的指挥，按照医护人员的要求掌握分娩要领，不能只顾着自己的感受而完全不听指挥。

名言佳句

"知识完全的时候，一切惧怕，将统统消失。"所以，在怀孕期间，建议孕妇看一些关于分娩的书，了解整个分娩过程后，就会以科学的头脑去取代惧怕的心理。

分娩痛作为一种女性独享的，几乎是必需的生理疼痛，这种痛不是一个恒定值，而是在逐渐的变化过程中，从缓慢的疼痛，开始一波一波地加强，直到顶点，然后再慢慢地退去。

《竹林女科》："心有疑虑，则气结血滞而不顺，多至难产。"

第八章　用什么样的方式来迎接你，我的宝贝

——如何理性选择分娩方式

　　犹豫了很久，小杨最终还是选择了剖宫产。小杨是外企员工，怀孕之初曾对姐妹们说："我一定要顺产，这样生下来的宝宝会很健康。"然而，当她看了一则有关自然分娩的网帖后，便开始动摇了。该帖绘声绘色地描述了分娩过程中的各种尴尬事儿：插尿管、肛检、剃毛、大小便失禁等。尽管帖主表示"只是想让准妈妈们事先有个思想准备"，但小杨开始陷入到底是顺产还是剖宫产的循环思维中。几天前，医生突然对待产的小杨说，年纪有些大，建议考虑剖宫产。老公及家人也都一边倒地希望她剖宫产。小杨的纠结这才画上了句号。

　　一般情况下，分娩的方式主要有两种：自然分娩和剖宫产。自然分娩，又称为顺产，是通过阴道分娩的一个自然生理过程。剖宫产，或称剖腹产，属于外科手术的一种，是通过手术切开

母亲的腹部及子宫，取出婴儿。通俗的说法是剖宫产易于掌控，风险小，不过对孩子不太好；自然分娩可能无法避免一些意外情况，但总体来说对孩子和妈妈都好。由于这两种方式各有利弊，因而人们在选择分娩方式的时候，就容易产生类似于小杨这样的纠结，往往最后倾向于选择剖宫产。调查表明，我国产妇剖宫产率逐年上升，有些城市甚至高达 50% 以上，这个比例大大超出了世界卫生组织规定的 15%~20% 的标准。畸高的剖宫产率源于各种社会及个人因素，其中最重要的是我们认识的误区。

对分娩方式的错误认识

①自然分娩会引起产道松弛、变形，将来影响夫妻生活质量；

②自然分娩疼痛难忍，会疼晕过去，不如"一剖了之"，既快又少遭罪；

③自然分娩可能会造成漏尿或子宫脱垂；

④自然分娩会加重痔疮；

⑤自然分娩不容易恢复体型，且容易落下一些"月子病"；

⑥剖宫产的婴儿会更聪明，智力更好；

⑦剖宫产能给孩子选一个良辰吉日，送孩子一个"特订的吉祥生日"。

原因分析

1. 缺乏生育过程的经验和知识

如今，大多数家庭只生一个孩子，因而很多女性只有一次生产经历。没有切身体验的准妈妈们，对生育过程知识的了解只能依靠外界获取。主要是通过过来人的介绍，或者相关书籍以及网络。获取知识渠道的有限性注定了准妈妈们对于生育知识的了解处于一知半解甚至空白状态，对分娩方式的选择也往往带有强烈的主观色彩。

2. 某些迷信观念的影响

有的人比较看重时辰和日子，迷信"生辰八字""黄道吉日"，为了让孩子出生在一个所谓的"良辰吉日"，准妈妈们不惜更改自然分娩时间，每月的 8 日、18 日和 28 日，医院的剖宫产手术往往排得很满，但逢 4 的日子，手术室则门可罗雀。

有的家庭考虑得更为"周到"，为了孩子将来入学方便，选择让孩子"提前出生"；有的产妇为了选知名专家、教授为自己接生，不惜改变预产期来配合专家的安排。有的不孕不育家庭借助医学科技怀上了孩子，会选择剖宫产，因为他们认为这种方式最安全，却不知道这会带来更多的"不安全"。

3. 媒体的负面影响

影视、文学作品中对于女性生育过程的描述太过于夸张，容易误导大众。比如这样的镜头：躺在床上的孕妇声嘶力竭地叫喊着、挣扎着，因为疼痛几度晕厥过去，周遭接生的医生护士忙成一团，却几乎帮不上什么忙，只是一个劲地鼓励孕妇"加油加油"，最后终于伴随着一声啼哭——婴儿降生了。这些画面让人们感觉自然分娩简直就是在"用生命换生命"。还有一些网帖和博客，绘声绘色地描绘自然分娩的种种痛苦和尴尬，也加重了人们对顺产的恐惧，影响到准妈妈对分娩方式的看法和选择。

4. 其他因素的影响

有的年轻妈妈对疼痛的耐受性差，本来符合自然分娩的条件，但产妇在试产中不能忍受疼痛，逐渐失去分娩信心，导致最后不得不剖宫产终止妊娠。

害怕宫缩的疼痛，害怕会阴侧切，同时由于产前教育和围产保健知识的相对不足，加上分娩过程中存在许多不确定因素，给孕妇和家人带来很大的心理压力，因此有些妈妈干脆拒绝自然分娩的试产，直接选择剖宫产。

自然分娩动辄长达十几个小时，这期间的焦虑和等待对于在产房内外急于见到新生命诞生的产妇本人和家属来说，都是一种折磨，因而选择剖宫产来终止这样的煎熬。

有的产妇家属说："让我们自己生，出了问题难道你负责？"作为医务人员，有义务、有责任提高技术水平，尽量把分娩风险降到最低，但医疗过程中确实存在不可控因素。近年来，时常有医患关系紧张的事件见诸媒体，也导致医患信任危机加重。种种压力使产科医生担心分娩过程中万一发生意外引发纠纷，为了降低医疗风险，因而放宽剖宫产的指征标准，夸大这些特征的危害性，可能会影响到产妇和家人对于生产方式的选择。

专家支招

小诺的生产手记："日子一天天逼近，为了能顺产，我天天爬楼梯、溜达，可眼看着日子快到了却还没动静，邻居一见我就问：'还没生呢？'起初，我也不着急，但禁不住人天天说。一点风吹草动都让我和家人紧张不已，宝宝动的次数多了担心，宝宝不动了也担心，等待的过程真是备受煎熬。好多人都劝我：'干脆剖了得了，要不顺产不成还得剖，遭两遍罪。'可我还是想顺产，且不说顺产对孩子和妈妈的种种好处，我总觉得分娩是一个自然的过程，如果没有体验过这种痛，我会遗憾的。而且我深信自己一定能顺产。5天后，盼望的阵痛终于来了，我的兴奋压过了紧张，在医院又待了3天，才出现有规律的阵痛且越来越剧烈，虽然有时疼痛难忍，但我很高兴，听着别人哭喊着不生了，要剖，我始终没动摇。当阵阵剧痛来袭，我强忍着不出声，按照护士的要求慢慢深呼吸。一遍遍对自己说，让这种痛来得更猛烈些吧，我相信自己一定能平平安安把孩子生下来。经过一夜的奋战，在一次又一次竭尽全力之后，突然感觉身体像被掏空了一样轻松，我听到了那天籁之音，我的宝宝顺利出生了。那一刻，我体验到无比的幸福。

　　面临预产期，很多准妈妈都会犹豫，到底如何选择？该用什么样的方式来迎接宝宝呢？

1. 加强学习，了解分娩方式的利弊

要通过科学的渠道了解生育过程，切忌听到某种说法或看到一两篇文章就妄下结论。孕妈妈可以通过产科医生的宣传和介绍来了解专业的生育知识；也可以选择一些科学和权威的相关书刊来阅读，丰富相关知识，拓展想法。

《郑玉巧育儿经：胎儿卷》，这本书分为孕前准备、孕 1 月到 10 月、分娩与产后复原、专题四大部分，介绍详尽。

英国作家安妮·迪安编著的《怀孕圣经》，经过多次再版，一致被奉为经典。

英国著名专栏作家马克·伍兹的《写给男人的第一本怀孕书》，在轻松诙谐中指导准爸爸如何更好适应自己的新角色，并更好地去了解妻子正在经历的一切。

孕妈妈还可以通过网络，比如"妈妈网""宝宝中心""早孕网"等网站进一步了解相关的知识。

2. 全面客观地认识两种分娩方式的利弊

任何一次分娩，胎儿不管以哪种方式出生，母婴都会有一定的风险。面对不同的分娩方式，孕妇要作出理智的选择，最重要的是转变观念，学会尊重自然规律。如果要进行剖宫产，

也必须清醒地认识到剖宫产可能带来的种种并发症，然后再慎重选择。

（1）剖宫产的优点表现

剖宫产是解决难产和母婴并发症的一种手段，正确使用可挽救母婴生命，保证母婴安全；

可自行选择生产时间；

在手术中使用麻醉技术、镇痛技术减轻了产妇分娩过程中的疼痛体验。

（2）剖宫产终究不是一种理想和完美的分娩方式，缺点表现

剖宫产毕竟是手术，容易引发术中羊水栓塞、子宫损伤切除以及伤口感染等情况；

术后产妇恢复较慢，并且容易出现因盆腔内组织粘连引起的慢性腹痛等症状；

剖宫产的新生儿，呼吸道内往往有液体滞留，容易发生窒息、湿肺、肺不张等呼吸系统并发症。

心理学研究发现，剖宫产的宝宝在出生时，由于没有经过产道的挤压，缺乏必要的触觉和本体感觉的体验，容易产生情绪不稳定、注意力不集中、动作不协调等问题，还可能与孩子的多动症、统合失调、免疫力低下有关。

有研究显示，剖宫产在日后可能造成子宫瘢痕妊娠，腹壁

的瘢痕子宫内膜异位症，还可能间接诱发乳腺炎。

剖宫产分娩的孩子将来发生上呼吸道感染和呼吸道疾病的几率较顺产儿高。

（3）顺产于母于子都是有益的

在产程中，经过产道的挤压，胎儿呼吸道内的液体大部分排出，有利于出生后开始建立呼吸循环；

顺产过程中，婴儿肺功能可以得到锻炼，皮肤神经末梢经刺激得到按摩，促进其神经、感觉系统发育，身体整体功能发展较好；

避免了因为麻醉剂的使用而使孩子的神经受到可能伤害。

对产妇而言，产后便能立即进食，便于对胎儿喂养母乳，也能减少并发症患病几率，而且顺产身体恢复快，无论是身材状态还是精神状态都能很快复原。

女性的生殖系统给自然分娩创造了一个很好的条件，女性的阴道本是一个扩张性很强的筒状器官，完全能够在不影响日后收缩的前提下，让胎儿顺利通过。分娩后经过一段时间的休整，阴道的弹性完全能够恢复到孕前水平，不会发生什么所谓的变形、松弛而影响将来的夫妻生活质量。

顺产是遵循自然规律的，这还体现在其具备得天独厚的优势：产妇在长达十几个小时的自然分娩过程中，体内会产生一些免疫物质和激素，像催产素可以使孕妇产生轻快感，这种感觉会在分娩过程中使产妇有鼓励感，增加分娩信心。

催产素还能促进子宫收缩，刺激初乳分泌。

所以，在条件允许的情况下，孕妇要相信自己和孩子的潜力，遵循进化和自然规律，破除迷信，顺其自然，不轻易放弃任何一个母亲应该经历的完整分娩体验。

3. 了解相关指征，理智选择

《母婴保健法》明确提出，孕妇有选择分娩方式的权利。首先，作为准妈妈，要做好产前检查，同时多和主治医生协商，全面权衡自身与胎儿的整体情况，选择对母亲和孩子均有利的分娩方式。

其次，了解剖宫产的相关医学指征，只有在出现如下情况时，才适用剖宫产手术：

①血氧含量降低；

②胎儿心率过低或过高；

③前置胎盘或胎盘早剥；

④脐带异常；

⑤子宫异常；

⑥多胎妊娠；

⑦孕妇患活动期生殖器疱疹感染、HIV 感染；

⑧胎儿发育异常；

⑨产程进展过程中宫口开放停滞。

在具备自然分娩的条件下，不要因为害怕未知的疼痛而仓促放弃。其实，人体本身存在一套抗痛系统，当疼痛达到一定程度时，这个系统会通过神经发出抑制疼痛的信号，同时体液中会分泌出内啡肽、强啡肽等物质。这些物质的作用类似于吗啡，会帮助人体缓解疼痛的感觉。所以，就身体机能而言完全能够承受自然分娩的痛感。

名言佳句

肖梅："完全可以自然分娩的产妇选择剖宫产，用形象的比喻就是放着规规矩矩的门不走，偏要在完整的墙上凿个洞。从医学角度看，剖宫产是有创伤的手术，母婴都要承担一定的风险。"

许雅娟："自然分娩为首选，至于剖宫产，那只是解决难产的方法，不能上来就剖。"

第四部分

成功后的不只是喜悦

——产后心理调适

第九章　小小婴儿，谁来抚育

——产后婴儿的抚育问题

　　小郑一个月前刚刚升级成为妈妈。十月怀胎，一朝分娩，小郑感到非常幸福。但是，该怎么去抚养这个小婴儿呢？小郑和丈夫却发了愁，两人都是普通工人，从老家出来工作，收入并不富裕，很难承担保姆的费用，等过完产假，谁来带孩子呢？前来照顾月子的郑妈妈建议，等上班后，就由自己把孩子带回老家，代为抚养。等孩子大一些了，再送回来和父母同住。小郑舍不得孩子，担心送回老家后，孩子会和自己"不亲"，但是又觉得实在没有更好的办法了。她和丈夫相对无言，不知道该如何是好……

　　小刘是个职业女性，孩子出生后一开始还觉得挺好玩，后来发现孩子一会儿哭，一会儿尿，非常麻烦，工作心情和效率都受到影响，周末的休闲时间也没有了。小刘有些后悔生这个孩子了，听到孩子的哭声就烦。小刘把孩子交给老公或公婆来照顾，自己就有机会多出去做自己的事。

　　莫蕾的爸妈在城市创业，她从小就和爷爷奶奶住在山村。爷爷奶奶白天出去劳动，就把她锁在家里，莫蕾记忆里的世界就是一间光线暗淡的小屋。莫蕾开始很害怕，想爸妈，想出去玩，后来就麻木了，觉得一个人挺好。高三时爸妈把她接到城里，对她非常呵护，但是莫蕾却感到恐惧，因为这是一个她完全不熟悉的、无比喧闹的世界，她觉得自己是一个异类，不理解别人为什么会有那么丰富的喜怒哀乐。大学毕业后，大家劝她去恋爱，莫蕾觉得似乎有道理，因为别人都这么做，但她内心并不理解，为什么我要去爱一个人，什么是爱呢？爸妈拼命地想要帮助她适应社会，但莫蕾觉得：原来的世界抛弃了我，现在又来找我套近乎，凭什么呢？我不要！

对于隔代养育的优劣，历来存在争论。但是，几乎所有心理学理论都认为，婴儿如果不能和主要养育者（通常是妈妈）形成稳定的情感依恋，会对婴儿产生不利影响，甚至伤害其性格的正常发展。

虽然不能说隔代养育就一定会出现问题，但是，在婴儿刚刚出生不久，就完全交给（外）祖父母，放弃了亲生父母自己养育的权利和义务，的确更容易对孩子的长远发展和身心健康造成严重损伤。一些不良的影响很早就能看得出来，还有一些则可能要到青春期以后才会集中爆发。通过对这一章节的学习，希望新妈妈们能对婴儿的早期养育有更科学的认识，即使实在不得已要隔代养育，也应该注意尽量减少不利的影响。

隔代抚养可能出现的问题

完全交由祖父母养育的隔代抚养，随着孩子逐渐长大，可能出现下面的一些问题：

①如果祖父母生活状态、身体机能都比较好，容易溺爱，导致孩子性格骄纵，任性；

②如果祖父母生活状态相对较差，则可能疏于情感的陪护，导致孩子缺乏安全感，胆怯，内向孤僻；

③有被遗弃感，可能内向自卑，或自暴自弃；

④觉得自己不可爱，容易自责；

⑤在人际交往中退缩，和小伙伴玩耍时感到低人一等；

⑥缺乏正常的情感体验和表达，显得自闭、漠然；

⑦如果孩子和祖父母关系亲密，当父母要接孩子一起住时，这又一次的分离便形成新的创伤；

⑧长大后不能建立良好的亲密关系。对亲情、友情、爱情等情感，态度矛盾。

原因分析

1. 妈妈是照顾婴儿的最佳人选

国际知名的心理学家温尼考特曾经说："婴儿指的不是单独的存在，而是一种母婴共生的状态。"即是说，婴儿的健康成长，是在关系中逐渐完成的。心理学家马勒认为，婴儿从出生至五六个月，处于一种混沌的状态，被称作"母婴共生期"，一开始婴儿不太能确定自己已经是在子宫之外，也不能够区分是自己和妈妈是两个人，甚至不能分清楚抓着的手指是自己的，还是妈妈的。这时候，养育者能否营造一种似乎"还在子宫里"的安全感，给予精心的照料呵护，对婴儿的健康成长，尤为必要。

提供这种安全的、亲密的关系，妈妈无疑是最佳人选（前提是妈妈没有明显的心理疾病）。十月怀胎，一朝分娩。在子宫中胎儿已经习惯了妈妈的心跳和体温，妈妈的拥抱和触摸，是她最熟悉的，最像"子宫"的环境；而妈妈也对婴儿的各种胎动非常熟悉，大致对新生儿的"性格"有所了解。在熟悉的抱持中，婴儿安全地发展自己的感知能力，慢慢地认识、探索新的世界。如果婴儿感到不安全，突然感到自己进入了陌生的、不遵从自己"意愿"的世界，就会感到恐惧、焦虑，表现得容易哭闹、生病，或者完全失去探索外界的兴趣，变得自闭。心理学家鲍比认为，婴儿不能形成亲密关系，长大后很可能形成"无情性格"，原因即在于此。同妈妈相比，隔代老人在和婴儿建立安全、亲密的情感互动方面，往往有些"先天不足"。

2. 老年人可能身心失衡

大多数（外）祖父母在抚育婴孩时，是愿意尽力照料的，在身体健康方面，通常无须太多担心。但我们已经知道，想要婴儿身心健康，以后具备正常的情感反应和人际交往能力，则更需要耐心精细的情感关注。老年人精力下降，注意力也不如壮年，老人需要安静，可能下意识地觉得孩子吃饱穿暖，不吵不闹，就很好了。对于婴孩一些情感互动的信号，比如目光注视、皱眉头、小声哼哼、伸手指、扭动身体等却较少回应。这样，婴儿就没有办法通过和养育者的情感互动，潜移默化地学会怎样处理自己的情绪，更难对别人的情感产生共鸣，这对于适应社会，显然是非常不利的。

而且，老年人抚育婴孩，在心态上容易失衡，导致照顾不周。一些年轻夫妻认为把孩子交给老人，是给他们老年生活增加了乐趣，应该很开心才对。老人自己也可能会这样认为，但其实不然。所谓含饴弄孙、乐享天伦，通常指的是父母养育为主，老人帮带为辅。这样老年人无须承担教育的责任，心态悠闲，自然趣味无穷。但如果完全交由老人抚育，老人则承担了所有的职责，时间一长，难免变成他们的负担。一些老人对孩子的父母心里有抱怨，会有意无意地对婴孩生气，出现抱怨、呵斥、惩罚或者不予关注和回应等行为，这类似一种冷暴力，很容易对孩子造成心理伤害。一些隔代养育的孩子缺乏安全感，感觉寄人篱下，恐怕就与此有关。

3. 破坏了对家庭的信任感

有时候隐患爆发得比较晚。一些父母把孩子交给老人后，自己乐得清闲，全心工作，对孩子的问候逐渐减少。但是，孩子对父母的情感需求是其他任何感情所不能取代的。随着孩子渐渐长大，难免会想，爸爸妈妈为什么不要我，是我不可爱吗？孩子想不清楚，会渐渐不去想，把父母当作不存在。某一天父母想把孩子接回来一起生活，这时候创伤就被激发了。一方面，因为离开熟悉的人和环境，孩子要体验新的分离；另一方面，她和父母并没有什么深切的感情，只存在概念上的亲子关系，父母突然"出现"，孩子很可能会觉得被打扰了，想亲近亲近不了，想离开又不忍离开，早年藏起来的被遗弃感复苏了。孩子可能感到自己如孤儿一样，被抛来抛去，是没有"自己的家"的。等孩子长大后，很难相信会有人肯真的爱惜自己。在建立好的人际关系，尤其是亲密关系上，常常出现困难。因为，最值得信任的家人都是不可以信赖的，遑论其他。

专家支招

张小妹的孩子出生后，因为工作太忙，就想让老人帮着带。张小妹读过一些育儿的书，了解母婴关系的重要性，因此她坚持产假期间对孩子的抚育都亲力亲为。恢复工作后，白天把孩子交给老人，但下班回来则把时间花在婴孩身上，抱抱、亲亲、与他 / 她说话、为他 / 她唱歌、给他 / 她喂奶、洗澡、换尿布、穿衣服……直到孩子入睡。周末一到，就和老公带着孩子出去玩。虽然有的时候一天下来，张小妹感到筋疲力尽，工作家庭两手抓的生活让张小妹很不轻松，但她觉得，带养孩子，就是自己当妈妈的职责，多付出一点，在孩子是婴儿的时候多与他/她在一起，为了孩子未来的幸福，是应该的，也是值得的。虽然和老人在孩子的养育方式上有一些分歧，但张小妹发现，由于自己和老公是"主力军"，占据了主导地位，并没有对孩子造成太大影响，小家伙快乐地成长着。

1. 确定主从，承担责任

父母最好调整自己的认知。中国人说"生养"，即是说，不光要生育，还要抚育教养，这是父母，尤其是母亲必须承担的职责，也是每个母亲最伟大的权利。就如同我们不因为恋爱会耽误工作就拒绝爱情和婚姻，那同样的，也没有理由因为照顾孩子耽误工作，就把抚育孩子交给别人去做，这是对自己和孩子的双重懈怠。这样看来，孩子是上帝送给父母的礼物，鞭策我们快快成熟起来。

我们建议，父母至少应该坚持在孩子一到三岁亲自养育。这个阶段的母婴关系是今后婴儿建立健康人际关系的基础。如果母婴分离，那么双方都会产生明显的焦虑感，如果长期分离，很容易造成深远的精神创伤。即使父母工作较忙，白天由老人或保姆帮带，晚上也最好自己来带。

倘若因为生活所迫，不得不暂时交由祖辈养育，也最好在六岁之后开始。因为这个时候孩子的大脑基本发育完整，身心发展的各个关键期都已经度过。在情感方面，孩子对父母和祖父母都有了充分的感情，也比较懂事了，基本上能够承受分离的焦虑。

2. 爸爸要做妈妈的港湾

母亲一个人的精力是有限的，爸爸的帮助至关重要。传统观念中，父亲似乎只负责挣钱，抚养教育的工作则主要由妈妈承担，这是不妥当的。年轻妈妈在哺育婴儿的初期，非常需要爸爸的呵护，当然，这也有利于小家伙更早地认识爸爸。

尽管有一些研究证实，如果怀孕期间爸爸经常和胎儿说话，胎儿出生后更容易和爸爸建立关系。但是，在出生的头几个月，婴孩最主要的精神是放在妈妈身上的，我们在上文说过，这时候她甚至不能区分自己和妈妈，那爸爸呢？心理学家观察认为，婴儿会把爸爸当作"妈妈的一部分"来看待。如果说妈妈这个时候是包容和养育婴孩的容器，那爸爸就是"妈妈的容器"，容纳、缓解妈妈在养育孩子时产生的不良情绪，如焦虑、烦躁、愤怒、无助等。妈妈觉得自己养不好小婴儿，觉得小孩子太烦人，甚至出现产后抑郁，需要找更多的人来帮忙，很多时候源于爸爸的作用不够。

因此，在孩子需要全程照顾的这段时间，爸爸要做好对妈妈的照顾和关爱。主动帮带孩子，减轻妈妈的负担，当好育儿助手，做好妈妈的情绪"调解员"，这些都非常的必要。听起来爸爸要做的很多，但实际上，只要爸爸把孕期对妻子的呵护态度延续到哺乳期就可以了。比如做好以下的事情：

①主动承担各种家务，让妈妈多休息。

②下班回家后主动帮带孩子，比如抱孩子玩，给孩子换尿布、洗澡等，这些都会让妈妈感到欣慰。

③要经常表扬妈妈，尤其她做得好的地方；关心妈妈的身体，可以为她按摩后背、腰、脚底等。

④新妈妈往往身体上还有一些疼痛，要经常嘘寒问暖；细心的搀扶，轻轻的拥抱、亲吻，都可以让新妈妈感到幸福。

⑤报喜不报忧，不在家里和妈妈说烦心事，尤其是经济方面的；因为新妈妈很可能会担心家用，或者以为老公在暗示自己生育后太娇贵。

⑥照顾新妈妈的感受，节制性生活。

⑦抚慰情绪，妈妈劳累时，可能会发些小脾气，甚至无理取闹，老公要"大肚能容"，不要和妻子争吵，而要轻声地安慰。等妻子气顺了，再来问为什么生气。

⑧也可以用一些幽默的方式来化解妻子的情绪。一位老公看到妻子不开心，就问"女王陛下，连我都惹不起你，谁能把你弄哭啊……是太子吗？这个小家伙，我去和他拼命……哎呀，我也被这个小家伙揍了……要不咱俩一块去吧，还不信打不赢他……"很快妻子就破涕为笑了。

3. 共同抚养

我们强调亲自养育，并不是否认祖父母辈的作用，更不是说要将老人家们"隔离"在孙辈之外。我们更倾向于共同抚养的方式，即以父母自己带为主，以老人帮助带为辅，父辈与祖辈相辅相成，这是最有利于孩子健康成长的方式。（外）祖父母们对待孩子往往更加耐心慈祥，也更有生活智慧，相对父母不时的急躁严厉，可能更受孩子们的青睐。很多有成就的人以他们的祖父母，而不是父母亲作为激励自己的楷模，在孩子看来，祖父母有勇有谋，又平易近人，通情达理，更具有亲和力，就像传说中的智慧老人一样。

所以，在不缺乏父母抚育的前提下，祖父母的加入有很多好处，既可以弥补父母养育经验的不足，减轻了父母的负担，又满足了老人家含饴弄孙的渴望，使孩子可以得到更多的照顾。这里多说一点，一些人可能觉得，祖辈的养育观念和自己有很多不同，不但相处时容易发生分歧，也可能使孩子无所适从。其实，只要父母自己是主导，即使祖辈有些不妥当的观念，可以及时纠正，就不会对孩子有太大的影响。譬如，祖父母太溺爱孩子，会让孩子觉得他（她）有权利得到任何想要的东西，显得任性，父母无须把太多精力放在改变祖父母的观念方面，而应该把焦点放在孩子身上，坚定而负责地进行管教，教导孩子正确的价值观，让孩子慢慢领悟人与人的相处之道，并对孩子的任性和贪心行为作出惩戒。

4. 对老人表示感激

我们并不建议完全的隔代抚养，尤其是在孩子 6 岁之前。但是，如果一些父母已经这样做了，那可能要花更多的精力，加强和孩子、老人的沟通互动。切不可以为把孩子交出去了，自己就没有事情了。

本质上，孩子的健康成长，需要的是耐心和爱。从血缘上，祖父母们最接近父母，可以部分替代他们，给婴儿提供足够好的照料。如果老人们对于抚育孙辈心有怨气，要多做沟通；最好经常性地电话或视频联系，不是督查老人是否尽职尽责，而是表达对老人家辛劳的感激。大多数老人都是喜爱孙辈的，如果对父母那边心气顺了，在孩子那边就会显得更有耐心，也不会对孩子抱怨。

和老人的关系处理好了，老人家就愿意在孩子面前给父母"说说好话"，让孩子在心里对父母有一个好的想象，这对以后的亲子关系是很有帮助的。想象一下下面两种说法：

（1）一个满怀怨气的老人对孩子嘟囔：你爸妈就知道挣钱，也不管你，把你扔给我……我也就是没办法，咱们相依为命吧；

（2）一位老人很慈爱地说：爸爸妈妈很爱你，很快就回来看你，给你带很好玩的小礼物……他们很想你，电话里你和他们说句话，他们都会高兴好几天。

对父母的描述不同，自然会对孩子的心灵有不同的影响。当然，还要尽可能多地和孩子互动，利用一切机会表达对孩子的爱。父母要尽可能增加和孩子们共聚的亲子时间，利用节假日回来看望，尽量多侍几天。父母最好做个分配，其中一方（最好是妈妈）可以找一份相对空闲的工作，增加相聚的可能。这样，以后将孩子接来同住的时候，尽管也会显得生分，但要恢复亲密感，付出的代价可能会小一些。

名言佳句

弗朗索瓦·莫里亚克："我们被我们爱的人不断塑造着；虽然爱可能会消逝，但我们或好或坏仍是他们的作品"。

高尔基："世界上的一切光荣和骄傲，都来自母亲"。

第十章　夫妻携手，婆媳和顺
——如何处理产后婆媳关系

　　小丽最近高兴不起来。小丽老公的父亲已去世，老公一直想把母亲接来一起住，因为看到很多婆媳不和的例子，小丽一直没敢松口。但最后还是约定等有了孩子再请婆婆来帮忙带孩子。

　　小宝宝诞生后，这件事被提上了日程。老人来了以后，小丽发现果然不出所料，和婆婆之间的矛盾越来越深。相处不到半年，除了谈关于孩子的事，没有一句共同语言。原来小丽发现和婆婆之间在孩子的抚养方式、教育理念及生活习惯等很多方面均存在分歧。时间长了，婆媳之间的这些琐事搞得她跟老公也经常吵架，小丽常常感到快要窒息了。

　　一直以来，婆媳关系都是个热门话题，婆媳关系的融洽对家庭生活的美满有着不可忽视的作用。调查发现，57.5% 的女性认为，婆媳关系中的矛盾会成为婚姻生活的主要矛盾，会直接影响婚姻生活，也会对宝宝的成长带来一定的负面影响。由于婆媳关系的特殊性、微妙性、棘手性众所周知，其中的酸甜苦辣一言难尽，因此如何经营好婆媳关系永远是一本难念的经。

产后婆媳矛盾的常见表现

①媳妇认为孩子是自己生的，与婆婆无关，对婆婆不尊重，讨厌婆婆的"指点"。

②抚养理念冲突，媳妇觉得婆婆照顾宝宝的方法落后，担心带坏了孩子；婆婆觉得自己是过来人，更有经验，媳妇迷信书本，不尊重、挑剔自己。

③家庭主导权的争夺。媳妇觉得自己是女主人，又生子添丁，希望婆婆听从自己；婆婆觉得自己是长辈，住在儿子家里，自己才是一家之长。

④媳妇认为婆婆就应该带孩子，因工作原因要求婆婆在照顾孩子上承担更多，婆婆则力不从心，婆媳相互抱怨。

⑤婆婆对宝宝的性别不满意，怪媳妇不争气，对其抱怨、冷落，照顾宝宝心不在焉。

⑥媳妇责怪婆婆在月子期间照顾不周，婆婆抱怨媳妇矫情难伺候。

⑦媳妇、婆婆觉得丈夫 / 儿子偏心，心生嫉妒，暗暗较劲。

原因分析

1. 传统观念 VS 现代意识

前段时间有部电视剧，叫作《青春期撞上更年期》，当媳妇的现代思想遇上婆婆的传统观念，婆媳相处就变得复杂了。婆婆和媳妇，本没有血缘关系，因为同一个男人，成为契约方面的母女。一些婆婆"十年媳妇熬成婆"，在她们年轻的时候，是比较讲究顺从婆婆的，自然也这样来期待媳妇。而新时代的媳妇，有强烈的民主和自主思想，在经济上相对独立，一般都比较坚持小夫妻才是家庭的主体，在心态上和婆婆是平等的。还有一些媳妇，对婆婆的管束敏感，潜意识里希望能在家里展现力量，确定自己才是女主人。如果婆媳都有"不是东风压倒西方，就是西风压倒东风"的念头，发生矛盾是迟早的事情。尤其孩子降生后，婆媳的交集也多，更容易暴露问题。从这个角度看，产后婆媳矛盾，是之前"暗流"的继续。

2. 自我中心，以偏概全

媳妇生产之后，如果由婆婆来照顾月子，很可能互相委屈。一些媳妇在月子里非常需要照顾，荷尔蒙水平不稳定，情绪容易烦躁，爱发脾气，会显得挑剔，更容易注意到婆婆照顾不够周到的地方。心里可能会想，毕竟不是亲妈，看起来并不是真心地照顾我，不然我怎么会这么多不如意。媳妇一方面对婆婆挑剔，一方面又希望婆婆像亲妈照顾小孩子那样来宠爱自己，这对婆婆也确实是不容易完成的任务。

同样，婆婆也很容易感到不公平，觉得自己年事已高，养大了儿子，还要跑过来伺候媳妇，任劳任怨，还要被埋怨，实在委屈。如果再想到以前婆婆是家中老大，可以随意"收拾"媳妇，现在却要像奴仆一样忍气吞声，就更加觉得不平衡。其实双方的看法都片面的，但是身在局中，未免"不识庐山真面目"。结果，婆婆觉得自己被当作奴隶，媳妇觉得自己被虐待。积怨渐生，就有可能将不满扩大到其他方面。

3. 界限模糊，争夺主导

婆媳关系容易变成两个女人与一个男人的三角关系。中国的文化传统里，妈妈潜意识里认为子女是从属于自己的，在媳妇心里，丈夫自然也是"属于我"。婆媳都可能把对方当作潜在的第三者，担心儿子／丈夫会厚此薄彼。这种焦虑越大，想要击败对方的念头也就越强烈。俗话说，敌人反对的，我们就要赞同；敌人赞同的，我们就要反对。婆媳未必明了这门兵法，但积怨之下，无意识地就使用起来，将很多简单的事情搞得复杂了。比如在养育孩子的具体方式上，意见不一致本来很自然。大家都是出于好意，将不同意见比较，看哪个更好一些，择优使用就是了。有积怨、暗暗较劲的婆媳，可能把孩子的抚养变成争夺主导权的战场，都想占据上风，这样，简单的照顾孩子问题就变得复杂了。可以心平气和讨论的事情，因为暗战，附加了不应该有的情绪化的部分，沟通不畅，争端增加。夹在中间的丈夫，若不能很好地平衡两者，婆媳的矛盾在这一时期可能进一步加剧。

4. 婆媳沟通渠道不畅

婆媳两个人的生活背景不同，难免会存在观念的差异，如果两个人在面对问题时缺乏有效沟通，问题就很难以合理的方式解决。

由于婆婆和媳妇关系的特殊性，往往会让彼此觉得在生活中，"说出来就意味着是对对方的指责""多说不如少说""说出来可能让对方多疑"。婆媳的沟通也因此很难像母亲与自己的儿女一样顺畅无禁忌，太多的顾虑往往导致更多的隔阂。有时，婆媳双方因顾及儿子／丈夫的感受，怕造成尴尬和难堪，很少直接表达自己内心的不悦。当点滴的不悦在得不到合理疏导的情况下，逐渐汇聚成汹涌的愤怒狂潮，一旦决堤，爆发的当然是家庭危机了。

专家支招

小静结婚后，由于和婆婆并不常住在一起，关系还比较融洽。产后婆婆来伺候月子，帮忙照顾小孩，渐渐和婆婆有一些小摩擦，这让小静很焦虑，丈夫夹在中间也很难做。吸取各位过来人的经验后，小静夫妇做了一些调整，降低了一些对婆婆不切实际的期待，比如要无微不至地照顾孩子、媳妇，在任何事情上和小静看法一致，"通情达理"。小静把婆婆当作需要尊敬的长辈，努力和她建立良好的私人关系，经常表达对婆婆的感激，有分歧的时候，也只是对事不对人，并且尽可能地让丈夫来做"恶人"，自己做"好人"。慢慢地，两个人的关系再次变得融洽了，家庭生活也轻松了起来。

从媳妇的角度，想做到家庭和睦，婆媳关系融洽，以下建议可以作为参考。

1. 明确界限，换位思考

产后婆媳相处中，磕磕碰碰总是难免。媳妇可能抱怨婆婆伺候月子不周到，照顾孩子不用心，又或者讨厌婆婆"倚老卖老"，教训自己。诚然，婆婆可能确实有这样或那样的不足，媳妇需要考虑的是，我到底期待什么样的婆媳关系。比如，我希望和婆婆像亲生的母女那样吗？如果是，那么这些小的磕碰，我们大概不会和亲妈较真记仇，吵过了也就算了，现在和婆婆太计较，好像并不妥当。如果说，我没有想过真能像母女那么亲密，大概过得去就行了，那么，两个互相不亲近的人，自然很不容易在家庭里配合得多默契，一个和你在心理上并不亲近的人，对待你不是非常的周到妥帖，不也是很自然的吗？俗话说，种因得果，媳妇如果能多换位思考，虽然未必能让婆婆改变多少，但对自己的情绪平稳，是有好处的。

当媳妇抱怨婆婆照顾不周的时候，还可以接着思考，婆婆来照顾月子是必须的吗？在法律上当然没有这样的规定。现代社会里，小夫妻基本上单独生活，对老人的照顾并不能说多么周到，婆婆在伦理上、道义上似乎也不是必须要做这些事情。作为长辈，来照顾是情分，不照顾是本分。如果能这样看待问题，就会多一点感激理解，少一些埋怨。如果经常提醒自己，婆婆是我们请来的客人，是来家里帮忙的长辈，是否我们会更加心平气和一些呢？

2. 避免过度焦虑

　　婆婆在养育孩子的方式上和媳妇有分歧，甚至有些方法明显和现代的教育理念不一致。这是难免的，当媳妇对此大为恼火的时候，不妨想一想，老公的教养理念和自己不一致的时候，是不是也会这样在意呢？如果不是，很可能我们是基于某种偏见，反应过激了。可以先把分歧放下，试着想一想，婆婆的建议，是因为爱孩子，想让孩子好，还是说，她是在有意识地想要折腾孩子？恐怕前者的可能性更大，这时，先表达对婆婆的感激，再来客观地讨论优劣，更容易达到期待中的效果。

　　如果更进一步，媳妇很可能发现，我们也无法证明，自己看到的某些书上的方法理论，就一定是适合自己的孩子的。归根结底，哪个方式有效，还是要看孩子的反应。每个孩子都是不同的，前人的经验当作为参考，而不是不加验证地盲目信从。妈妈强烈认为自己是对的，担心婆婆的"落后"方式会造成孩子发育出现严重的问题，很可能是过于焦虑，缺乏安全感的体现。几乎没有孩子会因为多穿一件衣服，晚戒一个月奶就出现心理缺陷。为了这些无关紧要的事情不停地争斗，反而会给孩子带来混乱感，影响孩子身心的健康发展。

3. 发挥丈夫的平衡作用，变"夹心饼"为"双面胶"

武志红在《为何家会伤人》里面说，在三代同堂的家庭里，夫妻关系是核心关系，应该最有发言权，这样家庭才会比较稳固。就是说，妻子和丈夫的默契配合，相互信任与分担，对家庭的和睦至关重要。俗话讲，婆媳关系好不好，要看老公会不会做，即是此理。婆媳本无血缘关系，成为亲人的情感纽带是老公。因此，在产后的婆媳相处之中，如果丈夫能斡旋其中，维持平衡，自然大有益处。媳妇要帮助老公明白这个道理，做好婆媳相处的"双面胶"。建议媳妇可以和丈夫做一些约定，互相提醒，比如：

（1）媳妇对婆婆有意见的时候，最好先和老公交流。对婆婆最了解的自然是他的儿子，这样可以避免小题大做，横生枝节。可以向老公请教，这件事我有看法，怎么和婆婆沟通不至于产生隔阂；或者请老公代为转达。一样的意思，媳妇说了婆婆可能觉得是挑刺，老公说了则通常问题不大。

（2）如婆婆对媳妇有不满，媳妇没有太好的和解方式，老公要来做和事佬。婆婆看在儿子的面子上，一般会"大人不计小人过"，而且老公的这种"想让妈妈心情好"的态度，会让婆婆觉得，儿子还是在意我的，对媳妇的不痛快自然就减轻了。

（3）请老公多传达正能量。比如某夫妇结婚后约定，婆婆来时，丈夫要多夸媳妇，媳妇多夸婆婆；岳母来时，媳妇要多夸丈夫，丈夫要多赞美岳母。结果发现，效果很好。当婆媳有争端的时候，丈夫要分别劝解安抚，而不是表露对媳妇或婆婆的不满。

（4）要有一家人的心态，这也依赖于丈夫的"工作"。丈夫时常对妻子表达爱和体贴，对自己妈妈表达孝敬和心疼，两个女人的焦虑就会降低，对丈夫／儿子的争夺意识就会淡化。婆媳能够在亲情、爱情两个层面分享儿子／老公，相处起来，就变得简单多了。

名言佳句

孔子："己所不欲，勿施于人。"

佚名："婆媳之间产生矛盾，婆婆和媳妇各打三十大板，丈夫该打四十大板。"

卡耐基："在人生的道路上能谦让三分，即能天宽地阔，消除一切困难，解除一切纠葛。"

第十一章 寻觅双赢之道，共赏两种风景
——如何协调产后工作与育儿的关系

小静刚休完产假，面临着就业和做全职太太两种选择。她很犹豫，一方面觉得应该留在家中多陪宝宝，一方面担心长此以往与社会脱节。反复考虑后，决定还是回去工作。可回到原单位才发现自己的职位已被新人顶替。不得已，她应聘进了一家外企，为了在公司立足，小静白天工作晚上加班，回到家中，已是筋疲力尽，还要接替保姆照顾孩子，压力很大。生活也陷入忙乱无序中，最近，她开始失眠、焦躁，经常无故发脾气。

对于很多职场女性来说，晋级为"妈妈"既让人兴奋也让人发愁。新妈妈就像走在跷跷板上，当"职场女金刚"还是做"足够好的妈妈"，抑或是两头兼顾？这大概是绝大多数产假结束的新妈妈们都面临的困境。

女性产后职场心理问题常见表现

①用家庭来逃避职业：在工作方面遭遇适应问题时选择逃避，甚至退缩。用家庭和孩子来填补工作上的不如意。

②过于追求"样样满分"：既要成为职场女强人，又要成为无微不至的母亲，还想要成为好妻子，往往顾此失彼，身心俱疲。

③片面追求事业有成：认为事业远比家庭更重要。重回职场后，不能接受工作"不如从前"，给自己施加更大的压力，逼迫自己迎头赶上，把绝大部分心思和精力都用在工作上，无暇顾及孩子和家庭，工作家庭严重失衡。

④否定自我：在遭遇职场挫折后产生自我怀疑和否定情绪，觉得自己已经没有那些意气风发的"年轻人"有拼劲，自己"拖儿带口"已不能创造新的事业巅峰，加之孩子晚上吵闹，休息不好，体力和记忆力都大不如从前，身材走样，自信也没了。

⑤甘于现状：把生活重心放在照顾孩子上，当孩子慢慢长大，母亲拥有越来越多自由支配的时间时，仍然把照顾孩子当作生活的重心。

⑥愧疚感严重：迫于生计，或者追求事业发展而重返职场的新妈妈，疏于照顾孩子，对孩子和家庭有很大的愧疚感，身

在"曹营"心在"汉"。

原因分析

1. 角色任务增加，时间精力不足

有句俗话说，生了小宝宝，妈妈要"傻"三年。妈妈抚养婴儿，要耗费很多的精力和时间。一些职场女性在怀孕期间满怀憧憬，以为自己读了不少育儿读物，有充分准备，应当能从容应对。但宝宝出生后很快发现，小宝宝是没办法跟工作一样"制度化管理"的，随时都可能遭遇挑战。喂奶、换尿布、换洗衣服、睡得过多或过少、夜间哭闹、咳嗽发烧……凡此种种，本来就不容易应付，新妈妈缺乏经验，更加雪上加霜，手忙脚乱。笔者曾听说，某宝宝白天睡觉，晚上玩耍哭闹，年轻夫妇百般无奈，不堪其扰，只好和孩子一起哭。这种体力和精神的双重消耗，势必影响日常的工作状态，在惨烈的职场竞争中可能暂时处于劣势。如果新妈妈缺乏心理准备，会越来越感到压力沉重、心理焦躁，有强烈的无助感，严重时会出现抑郁情绪。

2. 对独立性丧失的恐惧

现代女性对自我价值有较高的期待。一些女性在生产后，担心会在亲密关系中地位下降。女性有自己的职业，在经济上能自给自足，有助于两性关系的平等，这诚然不错。但一些女性过于强调工作业绩对自尊的作用，把事业看成自我价值实现的唯一途径，视孩子为潜在障碍，则未免矫枉过正。如果老公在言语和情绪上不加注意，稍有埋怨，可能会刺激新妈妈的恐惧感，更加担心若职场失意，会地位下降，成为附庸。也有些女性担心长期抚育幼儿，身材走样，女性魅力下降，变成黄脸婆。这样就陷入非黑即白的思维陷阱：把主要精力放在孩子身上，可能在经济和尊严上受损，"被孩子套住"，变成男性的附庸，丧失独立性；将工作作为主要部分，又担心旁人的抱怨，不是好妈妈，不是好妻子、好女人，女性的独特性依然受损。于是左右为难，看不到出路，心中既难过，又委屈。

3. 社会和家庭对女性角色的偏见

中国职场，对于女性常常不够公平，对新妈妈们有诸多限制。在西方很多国家，女性有较长带薪产假，比如瑞典的产假为 16 个月，法国头胎 20 周产假，二胎 40 周产假。另外，如果女性想要辞职照顾孩子，两三年后妈妈重新竞聘，用人单位不能有任何歧视，因此职业和家庭冲突不大。但在我国，由于条件所限，产假只有98天。用人单位的"妈妈歧视"也较严重，潜在性地把生育期女性当成负累。怀孕期间，原来的职业角色往往被替代，回归职场后，单位又不愿意把有价值的工作交给哺乳期的妈妈，新妈妈面临边缘化的危险。有调查显示，1/3的母亲在休完产假后，不再像以前那样被老板看重了以致辞职，重返社会竞聘，几乎已经被默认为淘汰人士。这些现实情况，自然给妈妈们带来很大的压力。

与此同时，传统的性别偏见也会给女性带来压力。传统观念认为，在家庭中男主外，女主内；男人养家，女人相夫教子……总之，养孩子是妈妈的事情，养得不好是妈妈的问题，爸爸负责经济就可以了。这种观点已经不适应现在社会的家庭结构，但是却影响深远，一些女性自己也颇为认同。这样一来，在抚养孩子方面，爸爸可能并不愿意帮忙，妈妈的负担就很大了。如果妈妈觉得工作也很重要，希望权衡两者，就可能面临家人的责怪。很多新妈妈产后抑郁，除了激素影响，也因为在方方面面都不容易得到支持。

专家支招

杨澜，国内著名资深电视节目主持人，不但事业做得风生水起，家庭也经营得幸福美满，一双可爱的儿女逐渐长大成材。现实中，有不少像她这样的女性既是职场成功人士，又是优秀的母亲，凭着勇敢和智慧，在工作和孩子中找到了双赢之道，同时享受两者带来的不同的美好感受。杨澜这样可谓一个空中飞人，在这种的情况下，还能成为孩子钢琴学校里出勤率最高的家长之一，还能在儿子八岁之前陪着他游历了十五个国家。

小丽原来是一家私企的 HR，收入不菲却甚为劳苦，经常要加班很晚。生育之后，原来的工作方式很难保证能有充足的时间照顾孩子。认真权衡后，小丽觉得自己需要更加灵活的工作方式。她辞去了原来的工作，跳槽到一家翻译公司，该公司允许在家上班，只要按时完成稿件即可。几年过去了，小丽不但把孩子照顾得很好，还因为在外语方面的突出表现，再次跳槽到一家大型外企，可谓家庭事业各得其所。

那么，在协调工作和育儿的关系上有什么秘诀呢？

1. 了解婴儿心智发展规律，进行角色定位

曾有年轻妈妈感叹，"生了孩子，我这一辈子就被套住了，

再没有自我了"。这未免多虑了。婴儿的心智发展有其规律，并不需要永远"围着转"。了解这些，灵活权衡，会更加从容。

心理学研究显示，0~3 岁，是婴儿依恋建立的关键时期。这个时候孩子非常需要妈妈，通过妈妈的拥抱、抚摸、喂乳获得安全感，建立最早的情感依恋。这是一个人心理诞生的开始，通俗地说，成年人是否有血有肉，有喜怒哀乐，能否表达自己，理解别人，建立和维持各种情感关系，很大程度上取决于出生头三年母婴关系的质量。父亲、奶奶爷爷可不可以替代呢？由于缺乏和妈妈那种天然的联系（在子宫里的时候婴儿就和妈妈在一起了），只能部分替代。其实，婴儿刚出生的时候，会感觉还像在子宫一样，和妈妈是一体的，慢慢才会意识到和妈妈是两个不同的人。如果之前妈妈给予了精心的照料、足够的爱，婴儿有基本的安全感，相信妈妈不会离开自己，就能慢慢将注意力转移向妈妈以外的人，乃至家庭之外的社会关系。这样，妈妈便可逐渐放手、后撤，让孩子去玩耍、交友，探索更广阔的世界。前几年的抚育越到位，后面的独立越有力，以后越省心。如果一开始没有做好，那孩子的麻烦可能会持续而长久。

这样看来，妈妈可以有意识地调整，维持动态平衡。在前几年，可能的确需要适当地在孩子方面倾斜，3 岁之后则可以更侧重个人发展。当然，每个家庭的情况不同，让妈妈一个人负担前三年的抚育，既不可能，也不公平，以妈妈为核心，全家人一起协作，才是最好的选择。

2. 放低标准，60 分万岁

　　理论再美好，也要考虑现实的可行性。妈妈在产后需要想清楚自己想要什么，给自己一个人生的定位。如果看重的是家庭，是子女的成长，那么就把生活重心转移到家庭里，调整工作性质或工作时间安排，在正常工作时间之余，保证更多的时间陪伴孩子。

　　以孩子为重心的职场新妈妈可以根据自己的情况适当调整工作标准，不要对自己要求太高，事事以 100 分为目标，样样都完美，在怀孕或者孩子特别需要照顾的这段时期里，对自己要有点万事"60 分万岁"的精神。何况现在对自己降低了要求，却不意味着一直这样下去。职场妈妈要有发展的，具有弹性的眼光。

　　以事业为重心的职场妈妈，对家务无须事事躬亲，可请小时工来分担家务，每周可以节省 10 小时陪孩子或者处理重要的工作。降低对家务完成情况的标准，比如客厅孩子的玩具可以隔三岔五地整理，而不是非得每天都收拾。

3. 变"袖手"爸爸为"育儿助理"

当你成为妈妈的时候，丈夫也成为爸爸，因此，请丈夫一起承担照顾孩子和家庭的责任和义务是理所当然的。不鼓励丈夫成为"袖手"爸爸，主动邀请丈夫参与育儿，对于孩子的成长是非常重要的。有心理学家将父亲的影响力比作"离子"，在孩子的成长过程中，它会持续不断地发生裂变、释放"能量"，帮助孩子形成完备的人格。

在婴儿时，孩子主要依赖母亲的喂养，此时，父亲恰恰要充当加速母子分离的角色。在这个阶段，父亲应该多抱抱孩子，和他建立感情。

如果不想让丈夫变成'袖手'爸爸，妈妈可以这样儿做：首先，与丈夫达成共识，在认知上使其明白他参与育儿的责任和重要性；然后，与丈夫共同协商在育儿事务上的分工，规定各自需要完成的任务，相互监督对方的执行情况，当对方做得不够好时，要提醒对方。假如对方周末不能完成陪伴孩子的任务，那么在下一周里，就适当"罚"他每天陪伴孩子的时间相对长一些；当对方做得好时，要表扬对方，假如对方替你去接送孩子，那么表示感激。当照顾孩子变成夫妻两个人的事时，夫妻就站在统一战线上，相互支持与分享，而不是"袖手"爸爸旁观职业妈妈的手忙脚乱。

4. 整合资源，获得支持

当女性成为职场妈妈时，有时候的确分身无术，这时候需要请求帮助，整合一切可利用的资源，包括父母、公婆、丈夫以及保姆等，形成运作良好的支持系统，通过有效的角色分担减轻自己的压力。

若夫妻两人不能保证照顾孩子的时间，那么选择固定可靠的看护人就非常重要了。这个人应该是我们安心把宝宝交托的一位经验丰富且富有爱心的人，无论他是家里的长辈还是外面请的保姆。

值得提醒的是，并不是选择了一个好的看护人，我们就可以完全撒手不管孩子，我们需要和看护人积极沟通，一方面，及时了解宝宝的情况，另一方面，沟通彼此对育儿的观念。在自己空暇的时间里亲自陪伴孩子，关注孩子的成长。

参考文献

［1］李雅兰.恐孕，只是害怕责任［J］.健康大视野，2010（5）：
　　26-27.

［2］江秒津.中医心理学说与临床［M］.北京：人民卫生出版社，
　　2009.

［3］刘浩，李国屏，等.家庭功能对不孕妇女心理健康及治疗态
　　度的影响［J］.中国妇幼保健，2008（23）.

［4］蔡英.不孕症患者的心理特点与护理研究进展［J］.上海护理，
　　2010，10（5）.

［5］吕凤英，王桂英，等.产后抑郁症的相关因素分析及护理措
　　施［J］.护理与临床，2013，17（6）：708-709.

［6］马艳书，等.提高产后访视质量，预防产后抑郁症［J］.临
　　床合理用药，2013，6（1）：19.

［7］侯永梅，等.认知行为治疗联合系统性家庭治疗改善轻中度
　　产后抑郁［J］.中国心理卫生杂志，2012，26（10）:741-747.

［8］蒋荣英，蒙翠丽.产后抑郁症的原因分析及预防对策［J］.
　　当代医学，2011，18（27）：1-2.

［9］腾虹.产后抑郁症的病因探讨和护理干预［J］.中外幼儿健康，
　　2011，19（5）：232-233.

[10] 赵璐.瑜伽训练对产妇产后抑郁症的影响[J].现代临床护理，2009，8（8）:50-52.

[11] 戴云.战胜分娩恐惧[J].健康准妈妈，2008（6）.

[12] 凯特.猫斯基.顺产是件美丽的事——俏妈咪的顺产经[M].北京：国际文化出版社，2011.

[13] 胡娅莉.生孩子，顺产还是剖宫产——走出剖宫产的误区.万家灯火养生频道.

[14] 常红侠，王瑞，潘丽.临产前孕妇心理及护理的调查[J].中华全科医学，2015，13（1）：136-137.

[15] 刘蕊.产前孕妇心理状态对分娩方式的影响分析[J].中国实用医药，2014，9（3）：235-236.

[16] 李英华，陈雪，孙媛媛，等.孕期妇女的心理问题分析与心理干预[J].中国妇幼卫生杂志，2014，5（4）：49-51.

[17] 邹芳亮，张军，欧有良，等.223 例初产妇对孕期性生活的认知与健康教育需求调查[J].护理研究，2015，29（3B）：942-944.

[18] 左兰英，何春梅，蔡文峰.育龄期妇女孕前、孕期保健知识掌握状况调查分析[J].调查研究，2014，21（35）：140-144.

图书在版编目（CIP）数据

抛开不安，做幸福的母亲：孕妇常见心理困惑及自
我调适／吴明霞主编.—重庆：重庆大学出版社，
2015.8（2018.10重印）
（惠民小书屋丛书·心理健康系列）
ISBN 978-7-5624-9123-1

Ⅰ.①抛… Ⅱ.①吴… Ⅲ.①妊娠期—心理健
康②产褥期—心理保健 Ⅳ.①R715.3

中国版本图书馆CIP数据核字（2015）第145850号

Paokai Buan Zuo Xingfu De Muqin
抛开不安，做幸福的母亲
——孕妇常见心理困惑及自我调适

吴明霞 主 编
安晓鹏 胡 华 副主编

策划编辑：王 斌
责任编辑：敬 京
责任校对：刘雯娜

重庆大学出版社出版发行
出版人：易树平
社址：（401331）重庆市沙坪坝区大学城西路21号
网址：http://www.cqup.com.cn
重庆华林天美印务有限公司印刷

开本：710mm×1000mm 1/16 印张：9.25 字数：84千
2015年8月第1版 2018年10月第2次印刷
ISBN 978-7-5624-9123-1 定价：28.00元